やってはいけない歯科治療

岩澤倫彦
Iwasawa Michihiko

小学館新書

プロローグ

「この奥歯二本は、抜かないとダメですね」

レントゲン画像を指して、いきなり歯医者は告げた。こちらの反応を確かめる顔には、なぜか笑みが浮かんでいる。

「驚きましたか。歯の根っこの先端が、黒くなっているでしょう。これはバイ菌が溜まっている状態ですので、放置するとアゴの骨が溶けて大変なことになります」

「えっ、溶けるんですか、骨が？」

「そうです。この状態になると、治しようがありません。手遅れになる前に奥歯二本は抜いて、インプラントにしたほうがいいですよ」

突然の抜歯宣告に、私は戸惑った。指摘された奥歯に痛みはないし、グラグラ揺れることも、歯肉の腫れもない。このクリニックを受診したのは、治療目的ではなく、「予防歯科」を体験するためだった。先手を打って治療する必要があるのだろうか。

「これは自覚症状が出ないので、気づかないうちに悪化するんですよ。中高年世代の患者さんによくある症状ですが、早期発見なのでラッキーでした。僕はインプラント学会の認定医ですのでご安心ください」

うっすらと顎ヒゲを伸ばした四十歳くらいの歯医者は、今どきのやり手経営者のような、自信と軽いノリが同居していた。

私は、奥歯の上下左右の四本に銀歯のクラウン（被せ物）、インプラントが一本、ブリッジが一つある。これは日本人の同世代（五十〜五十四歳・厚労省歯科疾患実態調査）の平均的な歯の状態とほぼ一致していた。その他の歯も、ほぼすべて治療歴がある。このままでは遠くない将来には入れ歯になるのではないか、という不安を密かに抱えていた。そこで五十歳になったのを契機に「予防歯科」で正しいセルフケアを学び、定期的に歯科衛生士のケアを受けようと考えたのだ。

まず、インターネットを使い、「地域名」「歯を残す」「予防歯科」「セルフケア」「MTM（メディカルトリートメントモデル）」などのキーワードで、検索結果の上位の中から、一軒のクリニックを選んだ。そのクリニックは、最寄り駅から二分の表通りに面している。下見に行くと、待合室の椅子は患者で埋まっていた。地元の評判も悪くないだろうと考えて受診した初回に、冒頭の抜歯宣告を受けたのである。

取材を重ねた後で分かったことだが、話題になっているキーワードを複数入力して検索することは、「インターネットの罠」にかかるリスクを高めていた。なぜなら、歯科クリニックのホームページを作成する業者は、ＳＥＯ（検索順位を上げるための対策）はもちろん、患者の指向性、業界のトレンドなどを研究して巧妙にタグを埋め込み、新規の患者をおびき寄せているからだ。

不可解なのは、歯を守る「予防歯科」中心のクリニックなのに、抜歯とインプラントの治療しか提示しなかったことである。大きな利益が出るインプラント治療に誘導するのが目的で、抜歯を勧めたのかもしれない。そこで歯を残すことを前提にした治療はないのか、調べてみることにした。疑り深いのは、職業病だ。

以前、取材で知り合った一人の歯医者に相談してみると、意外なことを知った。「抜歯の明確な基準は、存在しない」というのだ。つまり、抜歯するか、残すか、歯医者によって、判断が全く変わってくることになる。私のようなケースでも、すぐに抜歯するのではなく、先に選択するべき治療がいくつかあることが分かった。そして、その歯医者が教えてくれた、最近の歯科業界をめぐる話題は、初めて聞くことばかりだった。

●銀歯の大半で、数年のうちに虫歯が再発している
●健全な部分まで削り、歯の寿命を縮めている
●「予防歯科」が増えているのは〝経営のため〟
●歯周病が治らないのは〝手抜き〟が原因
●日本式の歯磨きは、虫歯や歯周病を予防できない
●初期虫歯は削らずに、治癒するのを待つ
●五割の歯医者が基本的な感染予防をしていない
●抜く必要のない歯を抜いてインプラントに誘導している歯医者もいる

ここに挙げた内容は、歯科関係者なら誰でも知っていることだという。「日本人のデン

タルＩＱは低い」と嘆いてみせる歯医者は多いが、専門的な情報を最も把握している歯医者側が〝伝える責務〟を果たしてきたのか疑問だ。患者が知っていれば、抜かずにすんだ歯もあったのではないか？

疑問を抱いた私は謎解きのような歯科治療の取材を始めた。会った歯医者は、一〇〇人を超える。カリスマとされる人から名も無き一般の開業医まで、全国各地を訪ねた。

夜更けに診察室や酒場で本音を話してくれる人もいたが、取材謝礼を要求する人や、ＳＮＳで事実と異なる誹謗中傷をする人もいて困惑したこともある。患者に見えない部分での手抜きの横行など、歯科治療のカラクリを教えてくれたのは歯科衛生士、歯科技工士だった。

彼らが取材に協力してくれたのは、歯科業界に絶望感を抱きつつ、報道によって状況が変わることに微かな希望を持っていたからだと思う。

「週刊ポスト」の〈やってはいけない歯科治療〉シリーズは、こうした現場取材を元に計十一回にわたって歯科業界の実態をレポートした検証記事である（二〇一六年六月〜九月）。

歯科関係者による実名での告発証言は大きな反響を呼んだ。歯医者からの反発や批判も多く、中には匿名で脅迫まがいのメッセージを私に送りつける者もいた。関東のある歯科医師会は「岩澤（筆者）というジャーナリストの取材依頼には、応じてはいけない」という禁止令まで出した。影響を恐れてか、大学関係者でさえ取材拒否をした。

一方、激励や情報提供など、協力を申し出てくれた歯医者もいる。

読者からは、治療トラブルに関する情報が数多く寄せられた。何度も繰り返し通わされ、高い治療費を払わされた上に、結果として歯を失ってしまった人もいる。

「分からないと思って、勝手なことをされてきた」という、歯医者に対する怒りと悔しさは多くの人に共通する感情なのだろう。だからと言って、連載は歯科治療に不信感を深めることが目的ではない。私が追求したかったのは「自分の歯を守るためには、どうすべきか」というテーマに尽きる。

歯医者の多くから敵対視され、取材拒否が相次いだ時、インプラント治療の指導者として名高い人物から、意外な言葉をかけられた。

「ただ一つ言えるのは、ご自分の歯を守りたいなら、患者自身が賢くなることです。歯科業界を批判的に報道している、あなたの連載記事を有害なバッシングだとは思いません。

患者が歯科治療の知識を深めることに役立つからです」

悪徳歯医者ともいうべき人間は一握りだろう。問題なのは、一般の患者が違いを見分けることが難しいことだ。それに、歯科治療の常識とされてきたことが、現在では間違いだと分かっていることも多いのに、知らない患者は多い。

正しい情報が伝えられていないのは、歯科業界の勝手な思惑が働いているからだ。歯医者が書いた指南本は世に溢れているが、自身のクリニックに患者を誘導するものや、科学的根拠もない思い込みや間違った情報で、患者を惑わすものが目立つ。

中高年世代の歯は、これまでの治療でボロボロにされてしまった。率直なところ、患者の歯に対して、歯医者の多くはドライだし、躊躇《ちゅうちょ》なく抜いてしまう。

自分の歯を守るためには、もう歯医者任せにせず、「正しい知識」を知ることしかない。その第一歩として、いま知るべき真実を本書に記した。

これまで隠されてきた歯科治療の実態を知ることで、怒りを覚えたり、愕然とするかもしれない。それでも、歯医者の勝手な理屈で歯を抜かれたり、後悔したくない方は、この先に進んでいただきたい。

（文中一部敬称略、年齢は取材時点のもの）

やってはいけない歯科治療

目次

第1章
銀歯というタブー

銀歯で始まる「歯を失う連鎖」

メタリックの表面に走る無数の傷跡が、時の流れと過酷な環境を物語っていた。穴が開いてしまったのは、よほど強い力で噛み締めていたのか。それとも強い酒が好きな人だったのか。

患者の口から外された大量の「銀歯」は、どれもが奇妙な存在感を放っていた。一つを手に取って、目の高さに合わせてみる。「銀歯」は、奥歯の形をそっくり再現していた。その下から突き出しているのは、象牙《ぞうげ》色をした歯根。無骨な太さから、顎の骨にしっかりと食い込んでいた様子が浮かぶ。

「銀歯」の裏側に、びっしり付いている白い塊は、歯石らしい。歯根が付いた「銀歯」の重さを測ってみると、「七グラム」だった。

「ナゾの銀歯」という言葉で、日本の歯科医療を挑発する男がいる。

東京の下町にクリニックを構え、歯科用顕微鏡のマイクロスコープを駆使した、精密な

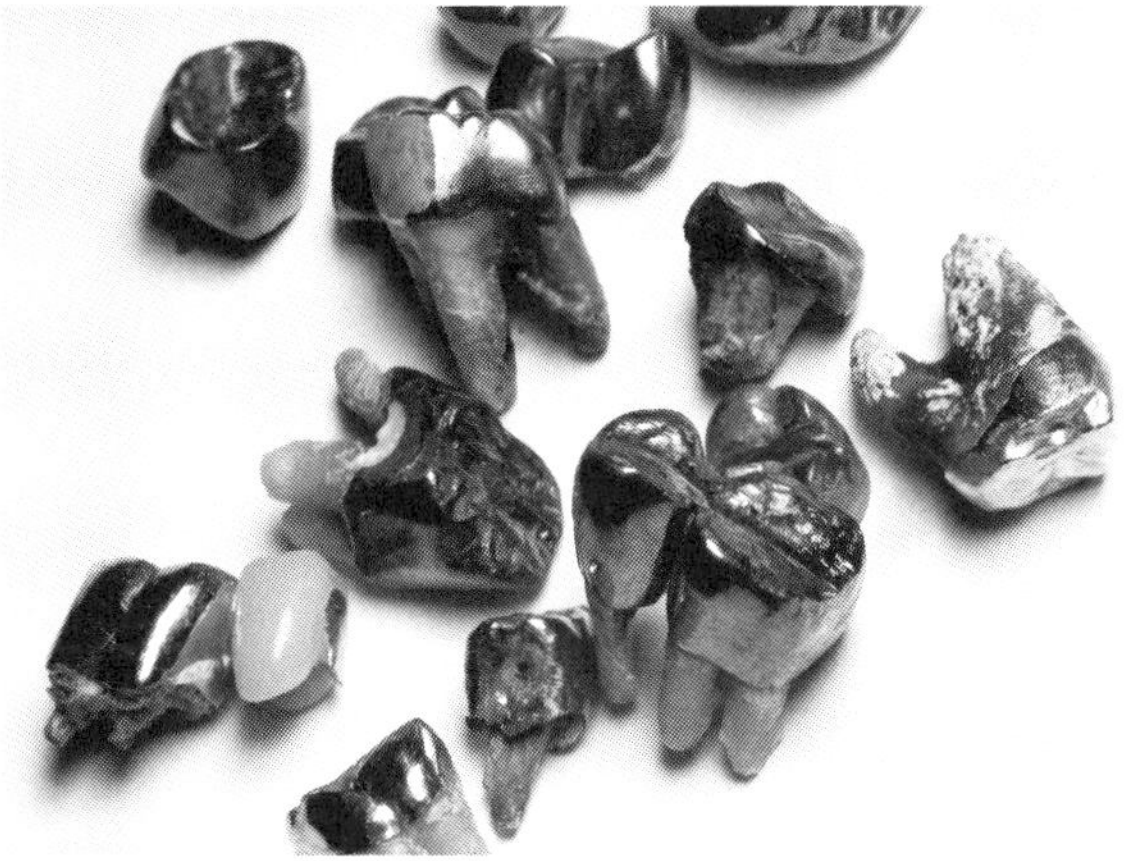
患者の口から外された「銀歯」には、歯根がついていた——

歯科治療が売りだ。二十倍に拡大したファインダーの中では、歯から浮いている銀歯、形状が全く合っていない銀歯、その下で進行している虫歯まで、よく見えるらしい。
男が銀歯を撤去するところを、取材させてもらった。ドイツ製カールツァイスのマイクロスコープは、歯医者の視野と同じ映像が、リアルタイムでモニター画面に映し出される。
患者の奥歯には、十字を切る形状の「銀歯」がはめ込まれていた。拡大すると、歯の表面から「銀歯」が浮いているのが分かる。その縁に高速回転タービンを当てると、銀歯は一瞬で弾け飛んだ。
むき出しになった象牙質は、くすんだ茶色

に変色していた。細いスプーン状の器具を入れると、モロモロと簡単に崩れていく。象牙質は、ガラスと同等の硬度を持つが、ミュータンス菌による「酸」で溶けて脆くなってしまうのだ。

〝成人の七割に銀歯が入っている〟という調査データがあるほど、日本の虫歯治療では、圧倒的に銀歯が使われている。笑うと口元に銀歯が光る中高年は多い。

日本人にとって馴染み深い銀歯だが、その下で静かに虫歯が進行していることを知る人は少ないだろう。

東京医科歯科大学の田上順次副学長は、早くから銀歯治療の限界に着目し、「コンポジット・レジン修復」という全く違った発想の治療を提唱してきた。現在も学生に教えながら虫歯治療の第一人者として診療現場に立つ。

「かつての日本は、虫歯の洪水時代と言われたほど、虫歯患者がたくさんいて、限られた数の歯科医で対応しなければなりませんでした。その当時から、虫歯の治療は銀歯でしたが、適合性の悪い（＝歯の形状に合っていない）ものでは、二次カリエスと呼ばれる虫歯の再発が起きていました。これは銀歯と歯の隙間から細菌が侵入してしまうのが原因です。銀歯の装着に使用したセメントが溶けて、隙間ができてしまうこともありました。

虫歯が再発すると、再び歯を削らなければなりません。そうすると、神経に感染が起きやすくなります。感染してしまった神経は〝抜髄《ばつずい》〟と言って、抜くしかありません。神経を抜いた歯には、〝金属コア〟という土台を入れるため、今度は歯の内側を削る必要があります。薄くなった歯は、結果的にヒビが入ったり、割れやすいので〝抜歯〟となることが多くなります」

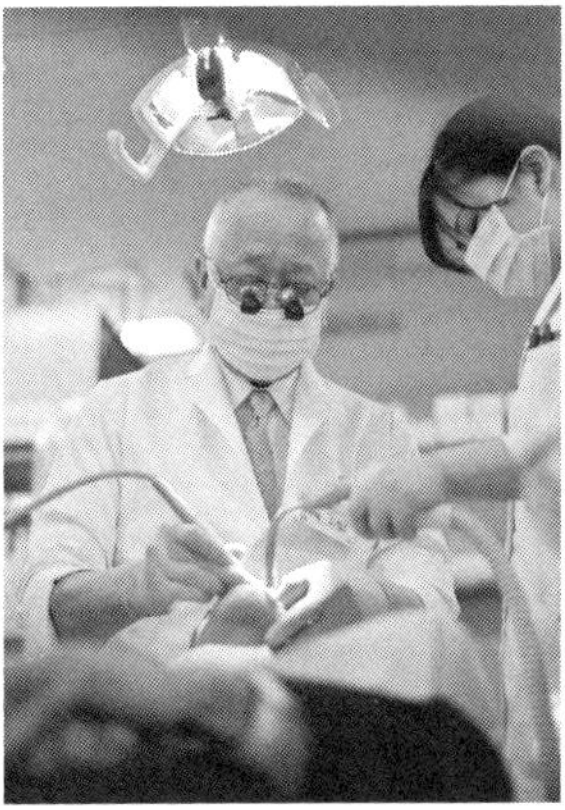
田上順次副学長による診療の様子

虫歯になったら歯を削り、銀歯を被せるという治療を、私たちは何も疑いを持たずに受けてきたが、そこには「歯を失う連鎖」が隠されていたのだ。

田上副学長の解説を簡略化すると、次のようになる。

「虫歯発生」↓「歯を削り、銀歯を詰める（インレー、またはアンレー）」↓「虫歯の再発」↓「歯を削り、大きな銀歯を被せる（クラウン）」↓「虫歯の再発」↓「神経を抜く、金属製のコア（土台）を入れて、大きな銀歯を被せる（クラウン）」↓「金属コアで歯根が割れてしまう」↓「抜歯」

前述の週刊ポストの連載で、私が銀歯治療による「歯を失う連鎖」を指摘したところ、多くの歯医者から批判が殺到した。また、取材した先でも、銀歯を擁護する声は多く聞かれた。その理由を要約すると――

〝銀歯そのものが、悪いわけではない。問題は一部の治療精度の低さや、手抜きにある。保険診療の材料として、丈夫で耐久性もある。患者の費用負担も軽い。理想を言えばキリがない。なるべく安く済ませたいのが、患者の本音のはず〟

自分たちが行ってきた治療を否定されると、反論したくなる気持ちは理解できる。ただし、銀歯の治療によって「歯を失う連鎖」が起きているのは紛れもない事実だ。その傍証となる研究もあるので、ここに示したい。

銀歯の3タイプ

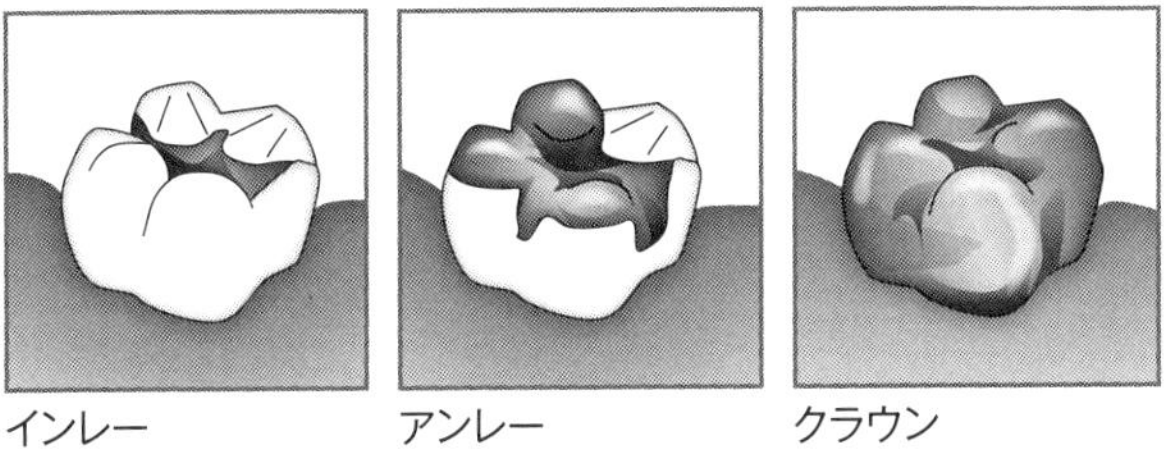

銀歯には、三つのタイプがある。虫歯の範囲が比較的小さい部分に詰めるタイプは『インレー』、カバーする範囲が「角」を含めて歯の側面に広がっているのを『アンレー』と呼ぶ。主に奥歯に使用されるのは、すっぽり歯に被せるタイプの『クラウン』だ。岡山大学歯学部・森田学教授のチームが、再治療となった、約三〇〇〇本の歯を対象に平均使用年数を調査したところ、次のような結果が出た。

『インレー』＝五・四年
『アンレー』＝八・六年
『クラウン』＝七・一年

この研究では、再治療になった原因も調べている。

銀歯のインレーで一番多かったのが、『虫歯の再発』。これは、田上副学長の解説にあったとおり、銀歯と天然歯の隙間から、ミュータンス菌などが侵入して、虫歯を再発させていたと考えられる。二番目が、インレーが外れてしまう『脱落』。食事中やガムを噛んでいる時などに、経験したことがある人も多いだろう。三番目は、歯の神経が炎症を起こす『歯髄炎』、四番目が銀歯と接触する隣の歯が虫歯になる『隣接面う蝕』、その他『破折』は、歯が割れたり、ヒビが入るものだ。

クラウンとアンレーの場合、『感染根管』が共に原因のトップ。これは、細菌の感染で神経組織が壊死《えし》して、根管内の象牙質まで感染が広がった疾患である。歯肉が腫れたり、膿が出るなどの自覚症状が出て、ようやく患者が気づくのだが、神経を抜く治療が必要となることが多い。これが、歯自体の寿命を大きく縮めることに繋がっている。

銀歯で治療した部分は、虫歯の再発以外にも様々なトラブルを起こしていたのだ。

読者の方々に入っている銀歯が、この平均使用年数を大きく超えているようであれば、信頼できる歯医者に点検してもらうことも考えてほしい。自覚症状が出た段階では、かなり進行していることが多いからだ。レントゲン画像や歯肉の状態で虫歯の再発や、歯周病を発見できることもある。

中には銀歯を入れてから、数十年経過して何もトラブルがない、という患者もいる。幸運にも誠実な歯医者に治療を受けたのだろう。次の項で詳しく説明するが、銀歯の寿命は、治療のクオリティや、歯医者の仕事に向き合う姿勢にも大きく左右されている。時間的な制約やコストなどから、結果として〝手抜き〟となるケースがあるからだ。

取材で、多くの銀歯やレントゲンの画像を見て分かったのだが、全般的に銀歯治療のクオリティは、決して高いとは言えない。段差が目立ち、隙間があいている銀歯の方が圧倒的に多いのだ。思い起こすと、銀歯の装着後に、仕上がりの状態を患者に見せる歯医者はほとんどいなかった。

〝手抜き〟をした銀歯かどうか、歯医者なら一目見ただけで分かるが、他の人間がやった治療を批判しないという不文律が歯科業界にはある。だから「歯を失う連鎖」を引き起こすズサンな銀歯の存在は、歯科業界のタブーとされてきた。加えて、昭和世代が教えられてきた歯磨き方法自体にも大きな問題があった。こうした事情を何も知らず、何度も虫歯を再発させて、自分のどこに問題があるのだろうかと悩む患者も多い——

手抜き銀歯で「虫歯が再発」

駅から離れた住宅街に、一軒の歯科医院がある。院長を務める歯医者は、物静かで穏やかな印象の三十代男性。一般的な「保険診療」だが、ケースによっては精度の高いCTレントゲンを使用して、患者に治療方針をしっかり説明する。

丁寧な治療には、どうしても時間が必要なので、一日の患者数を制限して完全予約制にした。数多くの患者を雑に扱う過去の時代の治療を、嫌というほど見てきたからだ。

ある日、デンタルフロスが奥歯に入らないので、診てほしいという患者が訪れた。この歯医者の誠実な診療を伝え聞き、一時間かけてきたという。

レントゲン撮影をしてみると、画像には奇妙なシルエットが写っていた。小さすぎるベレー帽みたいな白い影が、ちょこんと歯の上に乗っかっている。それは「銀歯」だった。はみ出した歯の端が、トゲのように突き出していた。デンタルフロスが入らない原因は、この突き出た〝トゲ〟に間違いない。

「これは、ひどいな。いくらなんでも……」

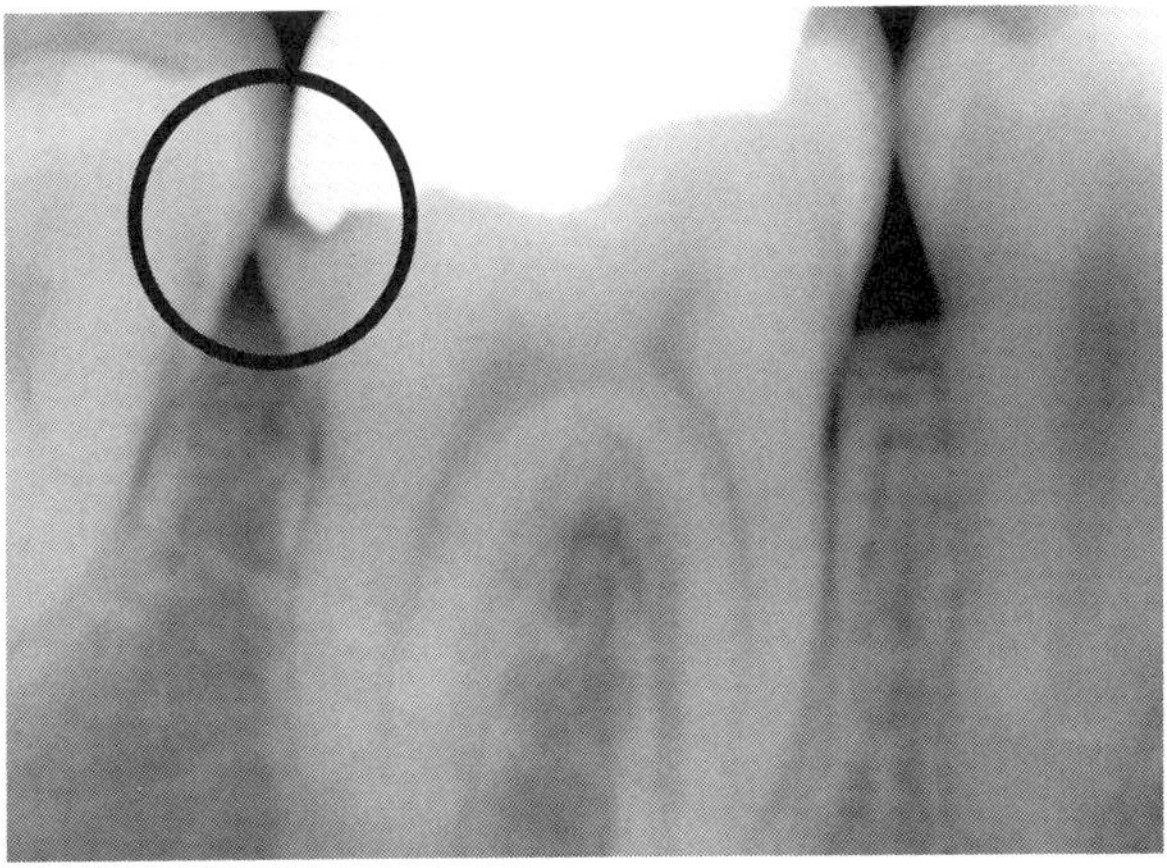
土台の歯よりも小さい銀歯が被せられていた患者のレントゲン画像

彼は、思わずつぶやいた。

〝トゲ〟の部分は、約一・五ミリ。銀歯が土台の歯より小さ過ぎるため、隣の歯が倒れこんでいた。これでは、噛み合わせに影響が出ている可能性もある。

通常、歯と修復金属のつなぎ目は、二十ミクロン（一ミリの五十分の一）以下が基本とされている。それ以上、隙間があいていると、ミュータンス菌が侵入して虫歯が再発してしまう。いわゆる「二次カリエス」だ。このような目視でも分かる一・五ミリのズレなど、常識的にはあり得ない。

この銀歯は、九年前に別の歯科医院で治療されたものだった。担当した歯医者は、国立大歯学部の出身で、地元訛りの素朴な人柄。患者からは高い評価を受けていて、待合室はいつも混んでいる。

ただし、こうした患者の人気度と治療内容は、必ずしも一致しない。患者の高評価ポイントを歯科関係者に聞くと、まるで違った意味になる。例えば、「いつも混んでいるのは、腕がいいからだ」と思われがちだが、「同じ時間帯に、複数の患者を治療している結果で、腕とは関係ない」となる。これに関連して**「タコ焼き診療」**という言葉がある。診察チェアに患者をずらっと並べて、同時進行で治療していくスタイルを指す、歯医者の隠語だ。そこには、手早く大勢の患者を処置していくことを揶揄《やゆ》したニュアンスが込められている。

歯に入れる銀歯が、ぴったりと合っていないことを、歯科用語で「不適合」という。これほど、あからさまな「不適合」なら、患者の口に銀歯を入れた瞬間に気づくはずだ。通常ならもう一度、銀歯の作り直し（再製作）を歯科技工士に依頼するのだが……。

彼は一つの可能性に気づいた。九年前に治療した歯医者は、型を取る時にミスをしたのかもしれない。その場合、銀歯を再製作するコストは、歯医者が負担することになり、再製作に関連した治療は何も利益が出ないタダ働きになる。こうした事情から「不適合」に目をつぶって、そのまま患者に入れてしまうことが考えられた。

実際、この患者以外にも「不適合」な銀歯が原因で、二次カリエスになっているケースは頻繁に見かける。歯医者のモラルを思うと、彼は暗澹《あんたん》たる思いに駆られた。

〝時間をかけ過ぎたら、赤字になる。診療報酬の安い保険の治療には、限界がある〟

手抜き治療の言い訳は、いくらでもあるが、患者に対する裏切り行為であることに変わりはない。

こんな思いを巡らした後に、彼は患者に向き合った。今やるべき仕事は、このひどい銀歯を外して、歯が崩壊してしまうのを食い止めることしかない。

「あなたが以前受けた治療では、歯を削った範囲より小さな銀歯が被せてあるので、歯と銀歯の隙間が完全に封鎖できていませんでした。だから、虫歯が再発している可能性があります。まず銀歯を外して確認してみましょうか」

患者は不安そうな表情で頷いた。

予測した通り、外した銀歯の下では、虫歯が拡がっていた。再発した虫歯部分を完全に削ると、歯の容積は、ずいぶんと少なくなったが、幸いなことに神経までは届いていない。

どんな被せ物にするか、患者に聞くと、白い材料にしてほしいと言う。

白い材料には、大きく分けてふたつある。ひとつは「セラミック」。ステイン（着色）やプラークが付着しにくいが、自費診療のために費用は三万円程度かかる。

もうひとつは「コンポジット・レジン」。こちらは保険診療なので、患者の自己負担分は約一〇〇〇円とセラミックの三十分の一。欧米ではセラミックと同じくらい費用がかかる治療だが、日本では格安になっている。「レジン」の最大のメリットは、歯を削る量が最小限に抑えられること。ただし、治療に時間がかかり、歯医者の技量に完成度が大きく左右される（虫歯の範囲が大きいと、強度の点からレジンが適用できない場合もある）。

実は、利益が大きい「セラミック」だけを患者に勧めて、安くて時間のかかる「レジン」という選択肢を提示しない歯医者も多い。

しかし、彼は、ふたつの特徴を詳しく説明して、判断は患者に任せた。包み隠さず治療の選択肢を提示して、患者が納得することが、信頼関係を築く第一歩だと考えているからだ。ただし、どちらを選んでも、一〇〇％壊れないという保証はない。

患者は、レジンを希望した。

レジンの治療は、拡大鏡で十倍の大きさにした患部をみながら、ペースト状のコンポジット・レジンでカバーするように修復を行い、最後は患者に仕上がりを確認させる。

約一時間かけて、治療は完了した。

「自分の歯と同じようになった気がします。ありがとうございました！　車を飛ばして来た甲斐がありました」

レジン修復の過程

虫歯になった歯を自然な状態に修復することが可能

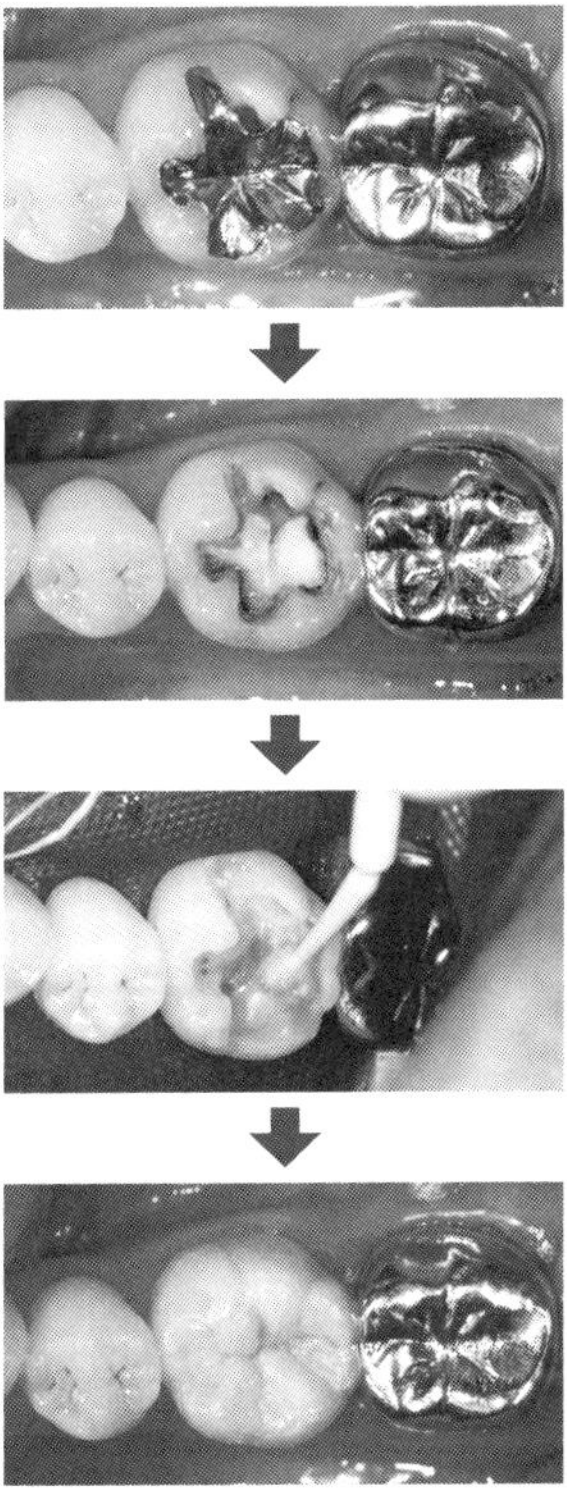

資料提供／東京医科歯科大学・保坂啓一博士（本文中のケースとは別）

患者は、心からの笑顔と感謝の言葉を伝えた。保険診療だからといって妥協しない彼にとって、最高の報酬なのだろう。

その後、患者は、この歯科医院に定期的なメンテナンスに通い、正しいセルフケア方法も覚えて、歯の健康に気を配るようになった。

歯医者の大半が個人経営だから、手抜きの銀歯を入れても患者には分からないし、第三者がチェックする仕組みもない。治療の「質」は、各々のモラルに委ねられている。患者本位の治療を丁寧に追求する歯医者ほど、特に「保険診療」中心の経営では、儲けを出すのは難しい。

彼もコスト削減のために、夕方以降は診療以外に受付から会計まで、全て一人で対応するなどの努力をしている。

そうやって、一日の予約数を限定して、誠実な治療を守り通す考えだという。平均使用年数を大きく超えてもトラブルがない銀歯を入れている人は、運よく彼のような歯医者に治療を受けたのだろう。こんな歯医者が、きっと全国各地に存在している。

〝手抜き〟の正体

歯にぴったりと合っていない、不適合な銀歯の多くは、〝手抜き〟が原因だ。具体的にどのような手順が〝手抜き〟されたのか探っていくと、銀歯のクラウンの場合、歯型をとる際の「歯肉圧排《しにくあっぱい》」に問題の一つがあると分かってきた。

教えてくれたのは、長い臨床経験を持つ、歯科医・坂詰和彦（明海大学歯学部客員講師、坂詰歯科医院・院長）だ。

「クラウンで重要なのは、銀歯と土台の歯の繋ぎ目が、ぴったりと合っていること。これを歯科用語でマージンと言います。直訳すると、辺縁ですね。マージンが合っていないと、二次カリエス（虫歯の再発）や歯周病の原因となります。マージンをしっかり出すためには、土台の歯と歯肉の間に糸を押し込んで広げる、『歯肉圧排』という工程が必要です。この作業を行ってから歯型を取る。この歯肉圧排をやらないと、『不適合』なクラウンになってしまいます」

歯型は丁寧に作業すると三十分間程度は必要だが、「歯肉圧排」などを省略すれば十分もかからない。歯医者が担当するのは、この歯型から石膏で模型を作るところまで。銀歯を製作するのは歯科技工士の仕事になる。実際に銀歯を製作している五人の歯科技工士に聞いたところ、銀歯で歯肉圧排を行っている歯医者はごくわずかしかいない、と一致した答えが返ってきた。

ここで注意したいのが、銀歯が「保険の虫歯治療」であることだ。銀歯のクラウンでは、保険の診療報酬は、約二万円（モデルケースとして）。歯医者によっては、圧排をすると採算が合わないので省くという。

六十年のキャリアを持つ、東京・練馬の歯科技工士・大島良市は、印象（歯型）に使う材料も精度を左右すると証言する。

「寒天とアルギン酸が、安くて一番使われていますけど、水分が多くて気泡が入ったり、ちぎれたり、歯からトレー（型枠）を外す時に変形することがあって、あやふやな印象になりがちです。私はシリコーンラバーが、一番正確に印象が取れると思いますが、値段が高いですし、保険診療の先生で使っている人は少ないです」

取材した歯科医院の単価計算（実費）によると、「寒天とアルギン酸」の印象にかかる

歯肉圧排

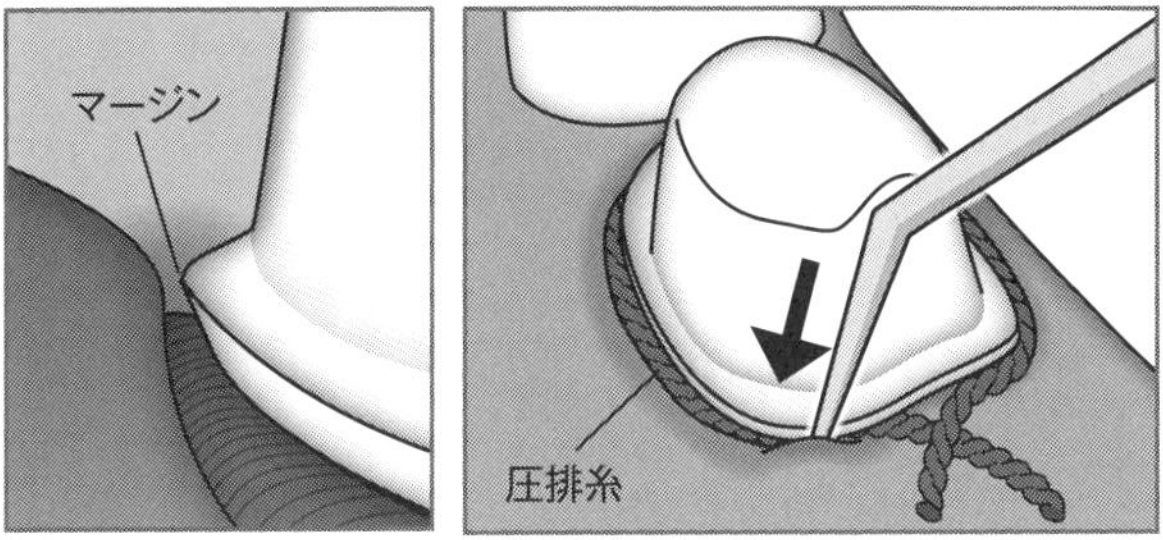

クラウンを被せる歯の縁（マージン）を出すため、
圧排糸で歯肉を押し下げてから歯型をとる

一回あたりのコストは約三十円、シリコーンでは約五〇〇円。これに対して、保険の診療報酬はどちらを使用しても、六十四点＝六四〇円（印象採得料：平成三十年度）と変わらない。

神戸の歯科技工士・雨松真希人に、銀歯の製造工程をすべて見せてもらった。

銀歯の製造には、鋳造という技術を使う。歯医者から受け取った患者の歯型模型を元に、銀歯を被せる歯の部分を切り出して分離し、溶かしたワックス（ろう）を盛りつける。

これを鋳型材で固めた後に、電気炉に模型を入れる。すると、ワックス部分が焼却されて空洞ができる。そこに熱して溶解した金銀パラジウム合金を流し込むと、銀歯の原型ができ上がる。細かいバリなど取り除き、洗浄と研磨を繰り返して約六時間。ようやく銀歯が完成する。熟練した技術と経験が必要な、まさに匠の世界だ。

こうした緻密な歯科技工士の仕事も、銀歯の原型となる歯型が手抜きされていたら、徒労に帰すことになってしまう。

「正当な報酬が歯科技工士に支払われていない」という歪んだ歯科業界の構造も、銀歯の精度に影響を与えている。

「僕ね、昨夜は二時間しか寝ていないんですわ。今週は月曜二時間、火、水が三時間。たぶん今夜は徹夜やね。ほんまに限界ぎりぎりです」

雨松の先輩で、個人の歯科技工所を経営する男性は自嘲気味にこう話した。少しむくんだ顔は青白く、丸い背中に疲労感が漂う。自宅一階の八畳間が作業場。妻と四人の子供と一緒に暮らすが、顔を合わせない日も多く、作業の合間に作業机に突っ伏して仮眠をとる。

「気がついたら寝とるという感じやね。大量に仕事があるから、気持ちに余裕がなくて、家族と一緒におれんのですわ。気がついたら死んどるかもしれん」

この歯科技工士は、複雑な工程の銀歯を、一日に三十~四十個も製作している。受注から納期まで四十八時間しかないので、連日二十時間は作業しないと、納品が間に合わない。

銀歯一個の製作費を聞いてみると――

「単価ね、恥ずかしいな（笑）。インレーという銀歯の詰めもので四〇〇円。だから、数をこなさなければ食べていけないです。一ヶ月の売り上げは四十万円ほどですけど、銀歯作りは電気代がもの凄くかかるので、六割は経費で消えます」

少々複雑な計算式になるが、銀歯（インレー）は、保険の診療報酬で、技術料：二八四点と定められている（取材時）。実際の支払い金額は、点数の十倍なので、二八四〇円。

〝技術料のうち七割が歯科技工士の費用〟と定めた厚生大臣告示を元に計算すると、一九八八円が支払われるはずだが、この歯科技工士は本来の約五分の一にあたる四〇〇円しか受け取っていない。

調べてみると、銀歯を発注した歯医者は、大臣告示の半分以下となる八〇〇円で中堅の歯科技工所に発注、その技工所も手数料として五割を抜いて、神戸の歯科技工士に下請けをさせていたことが判明した。

公的な保険制度において、このような搾取が放置されている。状況を変えたいと、雨松真希人は社会に向けて訴える活動をしているが、歯科業界の反応は鈍い。

大阪狭山市の歯科技工士・柘植良夫は、歯医者の姿勢によって、治療の質が大きく下がってしまうと証言する。

「技術料はナンボや？　と言って、まず値切ってくる歯医者がいました。マージンなども出ていない歯型だったので、取り直してほしいと頼んだところ、『何度も患者を呼べないから、緩く銀歯を作っておいて。セメントで合着させるから』という返事でした。そんな緩い銀歯は外れやすいし、セメントも時間が経つと溶け出して、二次カリエスが起きます。その歯医者との取引は断りました」

このように、誇りを持った歯科技工士たちの仕事を、不当に安く買い叩いている歯医者が多い。一時期は中国に銀歯の製作をさせていたケースもある。ズサンな銀歯が私たちの口に入るのは、こうした裏事情も絡んでいた。

第二次大戦中に通信将校として、タイ、マレー、シンガポールを転戦、インドネシアのスマトラで終戦を迎えた総山《ふさやま》孝雄（故人）は、一九六〇年に東京医科歯科大学歯学部の教授になった。総山はスウェーデンに渡って調査を行い、一九七八年当時のシンポジウムで次のように報告している（歯科雑誌『ｗａｙ』より要約・抜粋）。

「日本の保険では、クラウンの材料に金パラを使っており、スウェーデンでは金合金を使っておりますから、材料費を除外して技術料だけを比較します。日本の場合約五〇〇〇円、スウェーデンは三万三〇〇〇円と約六・五倍です。しかしながら、本当に安すぎるのか？　現実に行われている治療に対しても安すぎるのか？　そこまで考えると、なんとも言えない。金額の問題だけではないのです。

スウェーデンでは医療職責任倫理局というものがあって、治療のトラブルを審査したり、問題のある歯科医に抜き打ちの立ち入り検査を行い、免許を停止する制度があります。

歯科医や歯科医師会から、抗議や非難はないのかと尋ねたら、現地の歯科関係者はきょとんとして、こう答えてくれました。

〝患者の命を預かっているのだから、これくらいのチェックは当然だ。この制度があるから、ひどいことをするのを防げるし、我々の地位も保たれている〟

日本の歯医者さんは、こういうクオリティチェックを非常に恐れていますね。歯科医師会の幹部も、絶対の禁句、タブーとして触れようとしない。ということは、日本の一般大衆が、正しい歯科治療を受けられる日は永久にこない、ということを意味します」

総山孝雄が四十年前に提言した、歯科治療の「クオリティチェック制度」は、現在も実現しないまま、ズサンな銀歯が量産されている。

なぜ日本人に銀歯が多いのか

〝歯の修復に理想的な材料は何か〟——経験を積んだ歯医者に聞くと、セラミックではなく、『金合金』を真っ先に挙げる人が多い。いわゆる〝金歯〟は、柔らかいので伸びやすく、歯にぴったりと適合する。天然歯に硬さが近く、噛み合わせの歯にダメージを与えないし、唾液の中でも劣化が少なく、アレルギーを起こす確率が低い。

患者には、天然歯に見えるセラミックの方が人気だが、「金歯」の方が歯を削る量が少なくて済む。こうした理由から、一部の歯医者は今でも自由診療で、18Kや、20Kの「金歯」を使用している。

ただし、保険診療で「金歯」を認めたら、日本の国家財政が、破綻する恐れすらあったので、代用金属として採用されたのが「銀歯」だった。

一般に「銀歯」と呼ばれているのは、「金銀パラジウム合金」のことを指す。歯科関係者で使われている呼び名は「金パラ」。

ＪＩＳ規格で金十二％以上、パラジウム二十％以上、銀四十％以上と、三つの素材の含有量が定められている。一九六一年、国民皆保険制度になった当時、パラジウムが安かったので、「金パラ」はコストパフォーマンスが良く、口腔内でも安定しているとして、虫歯の基本治療に採用された。

日本の虫歯患者数がピークを迎えたのは、一九七〇年代。『虫歯の洪水時代』と呼ばれる時期で、どこの歯科医院にも行列ができ、長時間待たされるのが当たり前だった。この状態は、一九八〇年代半ばまで続く。ベテラン歯科医・津曲雅美が、当時の状況を証言してくれた。

「僕が歯医者になったのが昭和五十五年（一九八〇年）、まだ虫歯の洪水時代が終わっていない時でした。一日に患者が一〇〇人来る時もありましたから、それはもう死に物狂いでしたよ。診察ユニット三台に患者をずらっと並べて、同時並行で治療しないと追いつかない。間仕切りなんてありゃしません。散髪屋スタイルと一緒です。忙しい時は、患者を立たせたまま治療したこともあります。本当に凄まじかったですわ。患者をさばくだけで精一杯。医療もへチマもない。だからといって、手抜きしていたわけじゃないですからね。私なりに一生懸命、精一杯、治療しました。じっくりと時間は、かけられませんでしたけど。

〝痛いから、いますぐ診てほしい〟っていう患者さんで待合室はいつも満員でね、待ちきれなくなって、途中で帰ってしまう人も多かったです。

今振り返ってみると、一日に一〇〇人診ている時は、もちろん無理があったし、五十人でも難しいですわ。歯の治療は、細かい仕事ですからね」

「銀歯」は、虫歯の洪水時代に、歯医者の切り札となった。「銀歯」の治療は分業制なので、歯医者が直接関わる時間は、虫歯を削って銀歯の型を取るまで。十分程度で済む。残りは歯科技工士が、時間をかけて複雑な銀歯の製作を担当する。完成した銀歯を受け取ると、歯医者は患者に装着して治療は終了する。

一方、コンポジット・レジン修復の場合、歯医者の作業時間は、最低でも三十分、場合によっては一時間以上かかる。患者にとっては「歯を削る量が少なく、その日のうちに治療が終わるレジン」のメリットが大きいが、歯医者にとっては「製作を下請けの歯科技工士に任せ、患者には後日、再度来院させる銀歯」のほうが、効率がいい。かくして、虫歯の洪水時代に押し寄せた患者たちの歯は、どんどん削られ、大量の銀歯が入れられた。

当時としては、銀歯での治療は最善の策だったという声も聞く。だが、日本と同様の「虫歯の洪水時代」に直面したスウェーデンは、「予防歯科」に重点を置く政策をとり、国民の口腔環境を劇的に改善した。スウェーデン在住の日本人歯科医によると、虫歯の治療はコンポジット・レジンが主流で、銀歯治療を受けている患者は見当たらないという。

銀歯に関して取材をしていると、複数の歯医者からこんな指摘を受けた。

「銀歯と、噛み合わせで対になっている健康な天然歯が、傷ついている」

こうした臨床現場の証言を元に、週刊ポストの連載で「銀歯の堅牢性が与える影響」について指摘したところ、〝銀歯（金パラ）よりも、天然歯のエナメル質の方が硬い。記事は間違っている〟として抗議してきた歯医者がいた。

歯の表面を覆っているエナメル質は、水晶とほぼ同じ硬さ（モース硬度七）とされる。歯科学の教科書（スタンダード歯科理工学第四版）によると、金属の硬さを示すビッカース硬度では、「エナメル質＝二七〇〜四〇〇」に対して、「銀歯（金パラ）＝一二五〜一五五」。これだけ見ると、エナメル質の方が硬いと思うのだろう。

ただし、このビッカース硬度は、一定の圧力をかけた際に傷がどの程度つくのか、という測定値である。口の中では、噛み合わせによる負荷がかかるので、応力（物体に外から力がかかった時、形状などを保とうとする力）に対する強さが深く関わってくる。引張り強度では、「銀歯＝四七一〜五〇〇MPa」対「エナメル質＝十〜三十五MPa」。弾性係数は「銀歯＝九十五〜一〇〇」対「エナメル質＝四十〜九十」と逆転する。

さらに重要なのは、口腔内の〝環境変化〟だ。水晶に匹敵するほど硬いエナメル質に虫歯で穴が開くのは、「脱灰《だっかい》」現象によるものだ。これは、飲食物に含まれる糖質を虫歯菌（ミュータンス菌など）が代謝する際、「酸」を出して、エナメル質を溶かすことを指す。酸性度の高い食事でも、同様の「脱灰」が起きる。

このような状態で、人は強い力でものを噛む。エナメル質が脱灰で溶けている時に、ほとんど影響を受けない「銀歯」で強く圧される状況下を考えると、教科書が示す硬度の数値だけで議論するのは不毛だ。歯医者は患者の口の中で起きている現実を、しっかり見てほしい。

「金歯」よりも安いという理由で、保険診療に採用された「金パラ（＝銀歯）」だったが、強度を高めるために配合されているパラジウムの価格が急騰した。自動車の排ガスを浄化する、触媒用レアメタルとして価値が高まったからだ。

金＝約五〇〇〇円（グラムあたり、以下同）に対して、パラジウム＝約三七〇〇円。銀＝約六十円（二〇一八年五月時点）。

金銀パラジウム合金としての取引価格も、一九九六年当時は六九〇〇円（三十グラムあたり、以下同）だったのが、約二十年後の二〇一八年は三万八〇〇〇円。実に約五倍まで跳ね上がっている。コストパフォーマンスの点でみても、「金パラ」は、再評価の時期にきているだろう。

隠されてきた〝金属アレルギー〟

アレルギー問題は、古くて新しい「銀歯のタブー」だ。深刻なアレルギーの実態が知れ渡ると、厚労省や歯医者の責任が追及される可能性も出てくるからだろう。過去に遡《さかのぼ》って調べてみると、このタブーに迫った研究が、二十八年前に行われていた。

一九八九年、旧文部省は、「金属アレルギーの疫学調査ならびに口腔内使用金属との関連性について」という研究班を設置した。全国十四の研究機関が参加、大規模な疫学調査を行い、初めて歯科治療の金属アレルギーを解明した。研究班に参加した、愛知学院大学歯学部附属病院院長の服部正巳はこう証言する。

「当時は金属で治療をするのが当たり前でしたから、僕が金属アレルギーの症例を発表した時に、教授からは〝そんな金属が腐食するなんて、ありえん〟と叱責されましたね。まだ、僕はぺーぺーでしたから反論できませんでしたけど。でもね、やっぱり金属は錆びるのです、口の中で。酸性食品もありますし、ぐっと凄い力で噛むので歪んだりする応力腐食（※注①）も起きる。今では一般的な知識ですけど、当時は大変でした」

歯科治療に使われる金属のなかでも「アマルガム」の水銀が溶け出していることに危機感を抱き、服部正巳は使用中止を提案したという。しかし——

「アマルガムの水銀については、ものすごく前から（リスクが）言われていたんですよ。でも、歯科治療で普通に使っていましたから、それこそ多勢に無勢で、どれだけ言おうが、ダメでした。使い勝手が良かったですからね、アマルガムは」

当時、東京都済生会中央病院の皮膚科専門医として研究班の顧問を務めた中山秀夫医師。取材で訪ねた際、八十三歳という高齢ながら都内で診療を続けていた。

「零戦の設計をした堀越二郎さん（※注②）、知っていますか。あの人がね、私の患者さんでした。それである時にね、堀越二郎さんが作った、機体全部が金属製の戦闘機『九六戦』について、一番苦労したのは何ですかと聞いたらこんな話を教えてくれました。

※注①応力腐食／金属材料に力がかかった際、腐食しやすくなり、割れなどが生じるようになること。

※注②堀越二郎（一九〇三〜一九八二年）は航空技術者で、零式艦上戦闘機の設計者。宮崎駿監督の映画『風立ちぬ』の主人公のモデル。

〝空母の甲板に九六戦を載せて突っ走ると、波しぶきを被るでしょう。その海水の塩分で、九六戦の翼が溶けてしまったことです〟

海水で戦闘機の翼が溶けるんだったら、口に入っている金属も同じじゃないか、と思い当たったんです。梅干しでも、たくあんでも、塩を使っているものが多いからね。金属が塩で溶けて体内に入れば、病気がでるだろう。それで研究を始めたら、実に沢山の患者が出てきました」

口腔扁平苔癬《こうくうへんぺいたいせん》や、掌蹠膿疱症《しょうせきのうほうしょう》といった原因不明とされてきた皮膚疾患が、水銀、銅、パラジウム、ニッケルなど、歯科治療の金属アレルギーだと、中山は明らかにした。

――歯科用の金属の中で、最も金属アレルギーのリスクが高いものは何ですか?

「アマルガムでしょう。歯科用の金属の中で、一番溶けやすいからです。唾液が電解質になっているので、口の粘膜が陽極で、アマルガムが陰極になると電流が起こる。電流が金属に流れ込むと、イオン化されて金属が溶出してしまうわけですけど、アマルガムが一番起きやすい。二〇〇ミリボルトくらいの電流がすぐに起きます」

――それは『ガルバニー電流』と呼んでいるものですね。

「その通り。口の中に二種類の金属があると、電位差からガルバニー電流が起きる。すると、アマルガムの場合は水銀イオンが溶けだしていきます。水銀のアレルギーを持っている人が、体内に吸収してしまうと、口の中以外にも、手のひらや足の裏に膿をもったり、頭髪が抜けたり、全身の湿疹になったりする。ただし、水銀にアレルギーがない人は、全く何も反応はでない。個人差が大きいので、難しい病気です」

アマルガムは、一五〇年以上前から使われてきた、最も歴史が古い〝銀歯〟だ。銀、錫、銅、亜鉛を混ぜた合金粉末と、水銀を一対一の割合で練り上げたペースト状のもので、虫歯を除去した部分に充填する。患者の口の中で、アマルガムは二十四時間かけて硬い〝銀歯〟となるのだ。ペースト状で充填するので密閉性が高く、材料費も安いことから保険診療の材料として使用され、一時期は虫歯治療のシェア八割を占めていた。

しかし、硬化するまでの二十四時間は、アマルガムから蒸発する水銀ガスを患者が吸い込んで、体内に取り込んでいる可能性がある。実際に患者の毛髪から水銀の溶出が確認されているし、長期間経つと歯肉が黒くなる「アマルガム・タトゥー」という症状も起こる。

しかし、日本歯科保存学会は、一般向けに「安全宣言」というべき見解を示していた。

〝水銀と金属は、いったん混ぜ合わせると化学的にきわめて安定したものになり水銀が溶け出すなどということはありません。お口の中でも大丈夫であることは多くの研究結果で示されています。〟（二〇一三年「歯科用アマルガムに関するQ＆A」より）

――アマルガムの水銀は無機水銀なので、水俣病で問題になった有機水銀のような影響はないと、日本歯科保存学会は説明しています。

「そんなことはない。大間違いだよ。これまでの研究を全然勉強していないよね。論文にも書いているんだから、分かるはずなのに困るね、そういうことでは。

歯科業界には〝分からない人〟がいるんだよ。自分たちが治療で金属を使っているから、アレルギーのことが知られたくないんだろう。でも事実は伝えるべきです」

歯科金属アレルギーの中でも、強い症状がでるという「掌蹠膿疱症」を体験した人がいる。北関東に住む初老の男性は、大手メーカーを定年退職した後、歯科医院でブリッジを装着する治療を受けた。その直後から、顔全体がお面を被ったように赤くなり、手のひらには、小さな水疱（水ぶくれ）ができたという。

やがて水疱は、膿が溜まった膿疱《のうほう》になり、皮膚がずるずると剥けてきた。外出もためらう状態になり、強い痒《かゆ》みも出てきて、夜も眠れない日々が続く。男性は皮膚科を受診してステロイド剤を処方されたが、症状は一向に改善しない。

インターネットで、自分と同じ症状が歯科治療で起きたというブログを見つけ、男性はブリッジの治療を受けた歯科医院とは、別の所を訪ねて相談した。

「ブリッジ治療が原因で起きた、金属アレルギーであると診断されました。病名も、掌蹠膿疱症と分かって、治療を始めることができました」

男性は、三つのブリッジと一本の差し歯（金属コア）を外して、完全メタルフリーになったところ、症状は劇的に改善した。

「歯科治療の金属アレルギーが、口の中ではなくて、手や顔に出るとは全く想像もしていませんでした。二〇〇四年当時は、皮膚科の医師も知りませんでしたので、治療には苦労しましたし、こういうことが起こり得るのだと、歯医者には教えてほしかったです」

愛知学院大学歯学部の池戸泉美講師は、服部病院長の研究を引き継ぎ、十年間かけて、一〇〇〇人を対象にした歯科金属アレルギーの疫学調査を実施した。

その結果、最も感作率が高い金属は、パラジウム三十七・九%だった。次いで、ニッケル三十二・九%、スズ二十五・三%、クロム二十四・六%、コバルト二十三・二%の順で、水銀は四・四%にとどまった。

二十八年前と比較すると、水銀の感作率が一気に下がっている。これはアマルガムの使用がされなくなったことに関係しているのだろう。また、パラジウムが感作率のトップなのは、銀歯に関係していると推測できる。ただし、銀歯を外せば、必ずしもアレルギーが治るわけではないと池戸講師は話す。

「完治は凄く難しくて、銀歯を外した人でも、五分五分です。アレルギーは個人差がとても大きくて、許容できるキャパシティが、小さなショットグラス一杯分しかない人もいれば、バケツ一杯分の人もいる。そこから溢れると、一気にアレルギーの症状が出るので、アマルガムを何十年も入れてあっても、全く反応が出ない人もいるし、すぐに翌日から症状が出る人もいるのです。

症状が出ていない人が過剰に心配したり、問題が起きていない銀歯やアマルガムをセラミックに交換するのは賛成できません」


二〇一六年四月からは、アレルギー患者を対象に、奥歯（大臼歯）にもCAD／CAMという、レジンとセラミックのハイブリッドの歯を保険診療で入れられることになった。費用は一歯あたり約一万円（材料費のみ、三割負担の場合）。

注意してほしいのは、金属アレルギーの不安を過度に煽って、特に症状がないにもかかわらず、治療費の高いセラミックに誘導するクリニックがあることだ。

アマルガムを撤去する際には、水銀ガスが発生するといわれており、防毒マスクを装着して治療する画像を掲載したクリニックもある。不思議なのは、歯医者や歯科衛生士が物々しい重装備なのに、患者は特に対策がなされていないこと。金属アレルギーの便乗商法について、見分けるポイントは何か。長年にわたり、金属アレルギーの患者を診てきた服部に聞いた。

「パッチテストの判定は、極めて難しい。歯科医師がパッチテストを行う場合、専門的な訓練と経験がなければ、適切な判定ができません。歯科金属によるアレルギーについては、皮膚科と歯科医が連携して治療しているところを選んでください」

口の中を電流が走る

金属アレルギーに詳しいという歯医者が、赤と黒のテスターを、私の銀歯の上に置くと、本当に電流が流れたのだ。

「右上の七番と六番＝一〇三ミリボルト」

口の中を電流が走った瞬間、舌の上に痺れを感じた。一番後ろの奥歯・七番、その隣・六番は、銀歯のクラウンが被せてある。

中山秀夫医師が言っていた、「ガルバニー電流」とは、一体どのようなものなのか、私自身が実験台となって検査を受けてみたのだが、想像以上にダメージが大きかった。

舌の痺れは、すぐに刺すような痛みに変わった。さらに両肩が重くなり、動悸と偏頭痛が起きた。この症状は一週間ほど続いて、歩くのも辛いほどだった。

検査を行った歯医者からは、事前に話はなかったし、検査中も特に注意はなかった。複数の種類が異なる銀歯が口に入っていると、このガルバニー電流が起きることは確認できたが、必要性がなければ、この検査はお勧めできない。

ガルバニー電流は、このようにテスターを使用しなくても、二つ以上の銀歯が口の中にあれば発生する。

「電解液中で異種金属が接触すると、金属間の電位差によってガルバニー電流が流れる。（中略）生活歯にアマルガム修復を行った場合に、ガルバニー電流が流れ、時として電撃痛を起こすことがある（保存修復学・第四版より）」

歯科大生向けの教科書には、こう記されている。複数の銀歯によるガルバニー電流は、歯医者にとって常識の一つなのだが、これまで銀歯の治療前に説明を受けた記憶はない。

保険で指定されている金パラであっても、金、銀、パラジウム以外の含有金属は、メーカーによって配合が異なる。したがって銀歯が二つ以上ある人は、誰でもこのガルバニー電流の可能性があるだろう。ガルバニー電流の影響については、不整脈、頭痛、味覚障害、口中の電撃痛などが報告されているが、明らかになっていないことも多い。

埼玉・行田市の歯科医・坂詰和彦は、一九八〇年代にアマルガムの危険性を感じて、いち早く使用を中止した。

「二人の娘を授かった時、我が子にアマルガムの治療は絶対にできないと思い、それ以来患者さんに使わないと決めました。しかし、私がアマルガムの使用を中止したことで、危ないんじゃないかという噂が立つことを恐れた歯科医仲間からは、なぜ違うことをするのだと厳しく批判されました。もちろん、考えは変えませんでしたよ」

日本の歯科業界には患者のために行動を起こした人を、潰そうとする風潮がある。患者の健康よりも、自分たちの利益を優先しているからだろう。それでも、こうした圧力に屈せず、信念を貫く人も存在していることに、私は救いを感じた。

コラム「あなたの歯を守るための基礎知識」

①銀歯編

●銀歯治療で始まる「負の連鎖」を知る

・「虫歯発生」→「歯を削る、銀歯を詰める」→「虫歯が再発」→「歯を削り、大きな銀歯を被せる」→「虫歯の再発」→「神経を抜く、金属製のコア（土台）を入れる」→「金属コアで歯根が割れる」→「抜歯」
・「銀歯で治療する」と言われたら、「レジン修復を希望している」と伝える

●銀歯の虫歯再発リスク

・銀歯の耐用年数は、５～８年
・デンタルフロスを通した時に「切れる」「引っかかる」銀歯は、精度が悪い可能性が高い
・銀歯の中はレントゲン画像では分からないので、長期間経過している場合は歯医者に相談
・歯肉の炎症などから、虫歯が分かるケースも
・マイクロスコープ、拡大鏡で銀歯の隙間をチェックしてもらう

●銀歯と金属アレルギー

・銀歯が原因となって、皮膚炎や掌蹠膿疱症が起きることがある
・まずは皮膚科でアレルギー検査（パッチテスト）を！
・アレルギーの診断がついた人は、保険でハイブリッドのセラミック治療が可能（一部制限あり）
・検査をせずにセラミックを勧める歯医者は、要注意！

※銀歯の耐用年数には個人差があります。

第2章

虫歯治療　7つの間違い

歯は老化で抜けない

厚労省の歯科疾患実態調査（二〇一六年）によると、世代別に失う歯の数は五十代＝二・五五本、六十代＝五・六五本、七十代＝九・四五本。年齢が上がるほど失う歯が多くなるので、〝歯が抜けるのは、老化だから仕方がない〟と諦めている人も多い。

しかし、これが大きな間違いだと指摘する人がいる。

「歯は、老化で抜けるのではありません。プラークの中にある細菌に感染して虫歯や歯周病になる。それで、歯が抜けます。原因は、感染症なのです」

大阪の歯科医・川村泰雄は、一九二九年生まれ。終戦直後に歯科医師免許をとり、GHQとして日本に駐留していたアメリカ人から、歯科治療を学んだ。さらに世界中のエリート歯科医師だけがメンバーになれる、アメリカ・パンキー研究所に創立時から参加、患者第一主義の歯科治療を実践してきた人物だ。

川村は、他院で治療を受けた患者の虫歯再発率が多いことから、一九七八年に独自の実態調査を行った。

「一五〇〇人の患者を調査したら、九割以上が欠陥治療でした。信じられますか？　患者には見えない部分だから、本人たちは気づいていない。金属の詰め物や被せ物の形が、土台の歯に合っていない状態を〝不適合〟といいますが、そんなのばかりです。隙間から虫歯菌が侵入してしまうし、温泉の〝湯の花〟みたいな歯石がこびり付いている。その歯石を取らずに〝鍋〟みたいな金属を被せてしまう。虫歯が再発するのは当然でっせ！」

言い終わると、川村がバーン、と力任せにテーブルを叩いた。八十七歳とは思えない迫力だ。それほど、日本の歯科治療に対する怒りが抑えきれないのだろう。

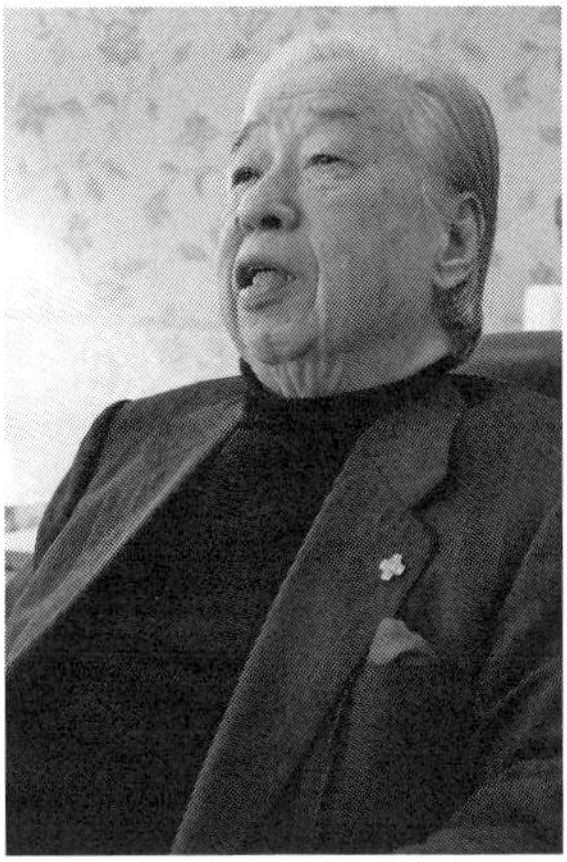

川村泰雄
Holistic Dental Institute会長

「プラークの細菌が原因で、虫歯や歯周病になるというメカニズムは、五十年前からサイエンスとして解明されていました。それなのに、日本の歯医者は原因を除去せずに、応急処置のような治療ばかり行ってきたのです。だから、患者は歯を失ったのですよ！

僕はね、歯医者に倫理観があるのかと訴えてきました。情けないのは、五十年経った今も変わっていないこと。一体どういうことですか！」

こう話すと、川村は『プラック・コントロール』という専門書を、叩きつけるように私の前に置いた。一九八〇年の出版で、著者は川村自身だ。『プラック』という表記が時代をうかがわせる。ページを繰ると、次の一文が目に飛び込んできた。

〝歯ブラシを使うだけでは、プラックは二五％しか取り除かれません。残りの七五％は、デンタルフロスを使わないと取れないのです〟

日本人には馴染みが薄いデンタルフロスの使い方が、写真やイラストで丁寧に解説され、定期的なメンテナンスの必要性が説かれていた。最近注目されている「予防歯科」と同じ内容である。驚いて顔を上げると、老歯科医の目は潤んでいた。

「日本は今でも〝歯を磨け〟って言うてますけど、予防歯科先進国は、まずデンタルフロスでっせ。なぜ日本人はフロスをしないかって、歯医者が教えんからよ。患者の歯を生涯守るという、プロフェッショナルとしての誇りと責任は、どこにいったんやろう。僕は患者さんに教えているセルフケアを自分でも実行しているから、八十七歳で親知らず含めて三十二本すべてあります」

川村は私費を投じて、歯医者の勉強会を立ち上げ、一般向けにも講演活動を行い、専門書も出版し、日本に「予防歯科」を広めようと奔走した。これに対して、旧厚生省や日本歯科医師会、歯医者たちの多くは、川村の呼びかけに耳を貸さず、黙殺した。〝予防歯科は儲からない〟と当時は考えられていたのである。

「虫歯がなくなったら、歯医者は失業する。予防歯科を広めることは、歯医者が自分の首を絞めるに等しい」

当時は、このように公言する歯医者がいた。これでは、患者が虫歯や歯周病を繰り返すことを知りながら、あえて放置したのではないか、と批判されても仕方がないだろう。ここに、患者の歯を守ることより、歯医者や業界の都合が優先されてきた、日本の歯科治療が持つ姿勢が浮き彫りとなっている。

一方、北欧のスウェーデンは、日本と同じく虫歯患者が多い時期があったが、対応策は根本的に違っていた。国を挙げて「予防歯科」に重点を置く政策に舵を切り、虫歯患者を大きく減少させることに成功した。現在では、世界的にも歯科医療の先進国として予防歯科のモデルになっている。

川村泰雄をはじめ、歯科界のオピニオンリーダーたちは、異口同音に日本の歯科治療に対する危機感を口にする。〃やってはいけない歯科治療〃が横行して、間違った知識によって患者が歯を失っているからだ。裏を返せば〃知ることが歯を守る〃とも言える。そこで、虫歯治療をめぐる7つの間違いを明らかにしたい。

《間違い①　虫歯は早期発見・早期治療が必要？》

「虫歯は絶対に自然治癒しない。だから早期発見して早期治療することが必要」

この教えを忠実に守り、歯の痛みを感じたら歯医者に虫歯を削ってもらい、銀歯を入れる治療を受けてきた人は多いはず。虫歯は放置しておくと、どんどん悪くなると脅されてきたからだ。でも、〃歯の常識〃が大きく変わっていたことをご存知だろうか？

「初期虫歯は、自然治癒する。削らずに見守る方が良い」——

これを聞いた時に、私は耳を疑った。今までの教えと一八〇度違うし、これが本当なら、早期発見した虫歯を削っていたのは、無駄だったことになる。一体なぜ、虫歯を早期発見しても削らなくても良いことになったのだろうか？　再び、東京医科歯科大学の田上順次副学長に詳しく解説してもらおう。

「虫歯の主な原因になっているのは、ミュータンス・レンサ球菌です。糖分を栄養に増殖してプラークを形成し、歯の表面や、歯間、歯肉との境目などに付着します。歯の表面は、厚さ約二ミリの硬いエナメル質で覆われていますが、酸に弱いという性質があります。

ミュータンス・レンサ球菌は、強い酸性の乳酸を出すので、エナメル質が溶け出す〝脱《だつ》灰《かい》〟という現象が起きるのです。この状態が続くと、硬いはずのエナメル質に穴が開いて虫歯となり、どんどん進行してしまいます。

ただし、人間の生体には唾液の〝緩衝作用〟によって、脱灰した部分を修復する〝再石灰化〟という機能があり、溶け出したエナメル質は一定の時間が経つと元に戻ります。そこで、初期虫歯の段階では、口腔内を清潔にして再石灰化による治癒を目指す、という考え方が主流になってきました」

口腔内のミュータンス菌は、飲食物に含まれる「糖」から「酸」を作り出す。この

「酸」によって、歯のカルシウムやリン酸が溶け出す「脱灰」が進むと、歯に穴が開く「虫歯」となるが、唾液には溶け出したカルシウムとリン酸を補給して修復する「再石灰化」の作用がある。

口腔内の「脱灰」と「再石灰化」のpHバランスの変化を示したのが、下図の「ステファンカーブ」。「再石灰化」は、「脱灰」より何倍も時間を必要とすることが分かっている。虫歯を予防するには、食事の間隔を空けて「再石灰化」の時間を確保したり、酸性の食品を長く口中に入れない等の注意が必要だ。

この脱灰と再石灰化のメカニズムは、一九九〇年代には解明されていた。歯科業界が、この知識を広めず、虫歯予防が歯磨き一辺倒だったのは疑問が残る。

繰り返すが、虫歯を早期発見しても、すぐに歯を削る治療

脱灰&再石灰化（ステファンカーブ）

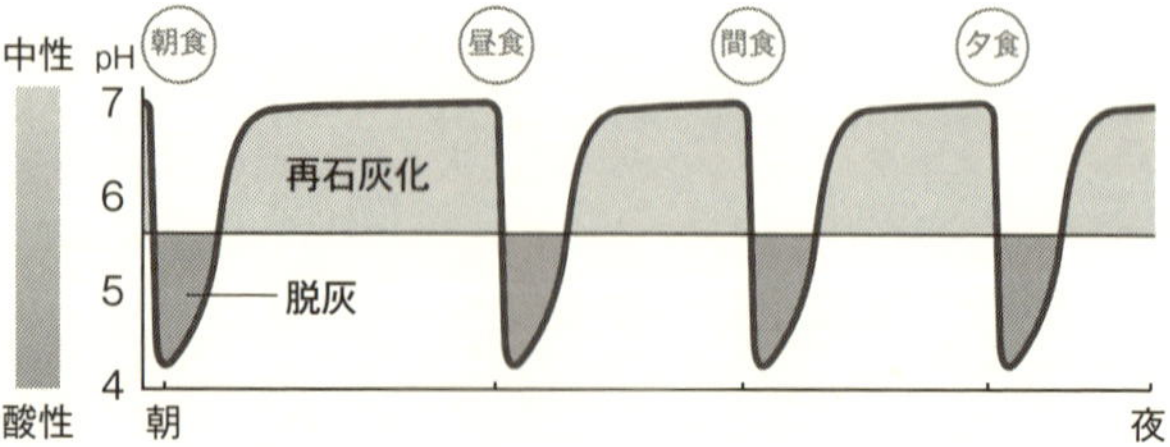

はやってはいけない。

《間違い② 虫歯治療は悪い部分だけを削る?》

虫歯治療は、悪くなった歯を削るのが基本だ。しかし、実際は健全な部分まで、大きく削られていることを知っている人は少ないだろう。治療中に歯を削られて痛みを感じるのは、健全な部分であり、虫歯になった部分は削っても痛くはないのだ。

ただし、健全な部分を削るのは、正当な理由があった(あえて過去形であることに留意していただきたい)。歯の保存修復学が専門の長崎大学・久保至誠准教授に、その意味を解説してもらった。

「悪くない部分まで削るのは、〝予防拡大〟という一〇〇年以上前に確立された、虫歯治療の基本原則があるからです。一〇〇年以上前から虫歯治療は、歯を削った部分(窩洞《かどう》)の修復に金属を使って、はめ込む(インレー)、被せる(クラウン)方法をとってきました。その際、虫歯周辺の溝など、虫歯になりそうな健康な部分を、あらかじめ削って金属に換える。歯ブラシが届かずプラークが溜まりやすくなる歯を削って、金属面にする。これが〝予防拡大〟です。言うなれば、転ばぬ先の杖。

でも、これは大きなお世話だったと後で分かりました。確かに金属部分は虫歯になりませんが、大きく削ってしまうと、歯の寿命は短くなるからです」

〝予防拡大〟を提唱したのは、歯科医学の基礎を築いた、アメリカの歯科医、G・V・ブラック博士（一八三六〜一九一五年）。アマルガムを開発して広めるなど、近代歯科医療の礎を築いた偉大な人物だ。南北戦争時代を生きた歯科医によって確立した技法が、現代も踏襲されていることに、率直なところ驚く。


久保准教授によると、銀歯（インレー）を歯に〝はめ込む〟技法は、〝ある程度の大きさ〟の銀歯が入るように、小さな虫歯でも削って拡げる必要性がある。

銀歯は、鋳造という技法を使うため、虫歯を削った穴の型があまりに小さいと、精密な作業が難しい。加えて小さな金属だと、外れやすいなどの問題が起きる。こうした事情で、虫歯が小さくても、健全な部分の歯も削っているのだ（次頁のイラスト参照）。

歯を削って被せた金属が、死ぬまで使えるなら我慢もできるかもしれないが、第1章で

予防拡大

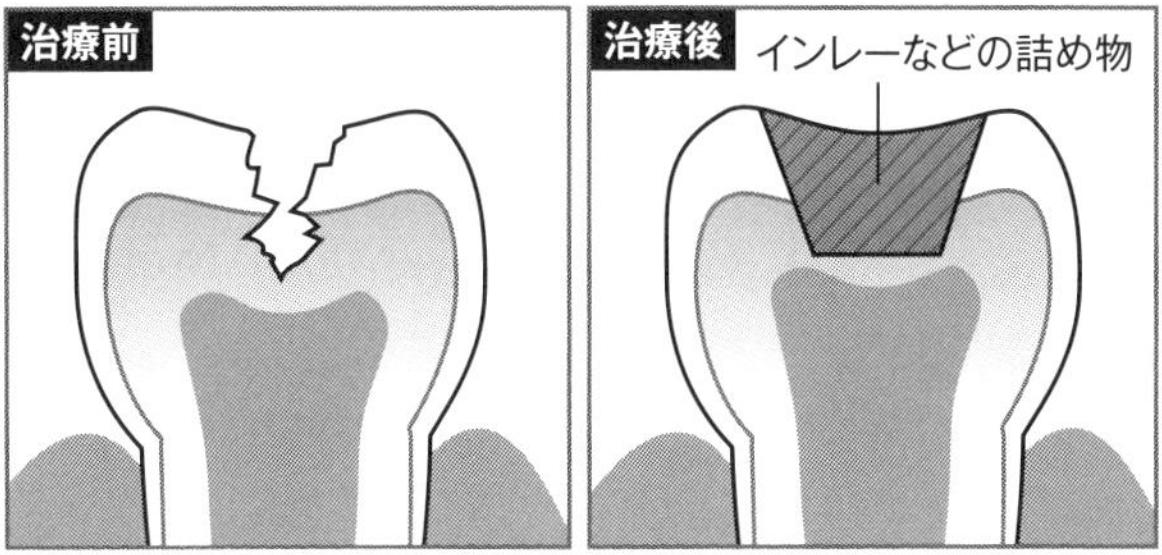

述べた通り、再治療されたインレーの銀歯は約五年しか持たないという研究もあり、二次カリエス（虫歯の再発）のリスクもある。そうなると、再治療のたびに歯を削ることになってしまう。第1章で説明した「歯を失う連鎖（レストレーションサイクル）」は予防拡大の原則に従って大きく歯を削ることで、どんどん加速していくのだ。改めて説明すると次のような流れになる。

「虫歯の発生」→「銀歯治療のため、予防拡大で健全な歯も大きく削る」→「二次カリエス発生」→「再治療で、大きく歯を削る」→「神経（歯髄）が露出、もしくは感染」→「神経を抜く（抜髄）」→「歯がもろくなる（失活歯）」→「やがて抜歯に」

予防拡大は、「ブラックの教え」を忠実に守った結果だったという主張もあるだろうが、そのような弁解が許されるのは、三十年ほど前の時代までだろう。その後、予防拡大をせずに、虫歯治療が可能な新技術が、この日本で開発されていたからだ。

《間違い③　レジン治療は耐久性に劣る?》

歯を極力削らずに修復する材料として誕生したのが、第1章で簡単に触れた、プラスチック系素材の「コンポジット・レジン」だ。歯科関係者は、英文表記を略して「CR」と呼ぶが、本書では分かりやすく「レジン」としたい。

二〇〇二年、国際歯科連盟は、ミニマル・インターベンション(通称=MI)という、新たな理念を世界に向けて打ち出した。直訳すると、「最小限の侵襲」。G・V・ブラック博士が提唱した〝虫歯部分の予防拡大〟の見直しを提言する内容で、歯科治療のパラダイムシフトを決定づけた。

レジンは歯の色に近い乳白色をしていて、粘土状のペーストタイプと、流動性があって注入できるタイプの二つがある。レジン修復は、虫歯を除去した部分に接着剤を塗った後、レジンを詰めたり、注入したりして穴を塞ぎ、形を整えて、ハロゲンやＬＥＤの光を当てて固める。たとえ虫歯部分が小さくても、健全な歯は削らなくてもいい。

レジンの治療は、元の歯と同じように再現できる歯医者がいる一方、雑な道路工事のように穴埋めが目立つ場合もある。歯医者の技術力と誠意が、如実に表れる治療法なのだ。

もちろん、レジンにも弱点はあって、長期間使用しているうちに水分を吸収したり、乳白色が茶色などに変わる場合もある。金属と比べると強度の面ではやや劣り、すり減るのも早い。

レジン修復が苦手な歯医者は、こうした理由を挙げて治療をやろうとしない。一方、久保準教授は別の考え方を持っているという。

「レジンの強度は、天然歯と同じくらいか、少し弱いくらいなので、理想的だと思っています。噛み合わせの時にレジンの方がすり減ることで、天然歯が守られるからです。堅牢な銀歯では、かえって噛み合わせの天然歯を痛めてしまうこともあります。また、銀歯のように大きく削らなくて済むから、二、三回の再治療をしても、抜髄しなくても済むことが多い。歯の中心部の神経まで、余裕があるからです」

一九七七年、日本メーカーから、エナメル質と象牙質の両方に接着するレジンが発売された。この画期的な性能向上で保険適用にもなったが、レジンを積極的に使おうとする歯医者はそれほど増えなかった。これは一体、どういうことだろう？　レジンを長年にわたって研究してきた田上順次副学長は、次のように指摘する。

「レジンは、欠ける、割れやすい、耐久性がないと言って、年配の歯科医が銀歯を勧める傾向が今もありますが、昔のレジンの記憶を前提にしているのでしょう。

現在のレジンは、飛躍的に性能が上がりましたので、耐久性に問題はありません。若い歯科医たちは、最新のレジンの性能を知っているので、第一選択として積極的に使用しています。銀歯やセラミックのほうが、レジンより材質的には安定しているし、数値的には硬度も高いでしょう。ですが、実際に口の中での耐久性について比較した研究を見ると、レジンと銀歯の差は、ほとんどありませんでした」

久保准教授による調査では、十年生存率（口腔内に残っている率）でレジン六十二％、銀歯（インレー＆アンレー）五十五・三％と、大きな差はなかった。

歯を削る量が最小限で済むレジン修復の普及が遅れた本当の理由、それは保険の診療報酬が銀歯よりも安く設定されていることが大きい。銀歯（インレー単純）：五六八〇円に対して、レジン（単純）：二四一〇円。歯医者にとっては、同じ虫歯治療でも銀歯の方が、約二倍も利益が出るのだ（二〇一八年度診療報酬）。

「銀歯の治療は、完全分業制です。歯科医は歯型を取って歯科技工士に渡すだけ。後の複雑な工程を歯科技工士が、時間をかけて銀歯を製作するので、流れ作業のようなものです。一方のレジン治療は、歯科医が付きっきりで丁寧に時間をかけて作業しないと、完成度の低い治療になって、耐久性も落ちます。レジンは、やればやるほど、採算が合わない治療なのです。これがレジンの普及を妨げてきたのでしょう」（田上副学長）

レジンよりも銀歯が約二倍も診療報酬が高い理由は、材料の金属代や歯科技工士に払う製作料も含まれているからという主張もある。それでも治療にかかる時間は、銀歯の方が圧倒的に短いから、歯医者にとってのレジン修復は、コストパフォーマンスが悪い。

患者にとってメリットの多い治療法が、「歯医者にとってはデメリットが多い」という理由で日本では普及が大きく遅れてしまった。

レジン修復は、歯医者の人間性が露わになるといってもいいだろう。取材した歯医者の中には、採算を度外視して丁寧なレジン修復をやっている人もいれば、患者に対してレジン修復という選択肢を提示しない歯医者もいる。背に腹はかえられないという経営判断かもしれないが、患者にとっては、適切な治療の機会を奪われていることを意味する。

田上副学長によると、虫歯が小さいケースは、レジン修復でほぼすべて治療できるが、虫歯の範囲が大きくて噛み合わせも強い場合、対応できないこともあるという。

少なくとも、比較的小さい範囲の虫歯治療である、銀歯の「インレー」は、すべてレジン治療に移行できるはずだが、現在でも、ひと月で約七十万件も行われている（社会医療診療行為別統計、二〇一六年六月審査分）。

《間違い④　痛い時は神経を抜く？》

歯の寿命を決める大きな要素の一つが、「歯髄」と呼ばれる神経だ。痛みや温度などの知覚や、神経内に張り巡らされた毛細血管によって歯の内部に栄養を供給したり、細菌の侵入を免疫機構でブロックする働きもある。

虫歯が進行して、歯髄が感染すると炎症が起きて激しい痛みを伴う。さらに悪化すると神経が完全に壊死してしまい、歯髄を抜く「抜髄」しか治療手段がない。「抜髄」した歯は、内部からの栄養供給がストップするので、乳白色だった歯が黒ずんでしまい、歯自体が脆《もろ》くなって、歯の寿命は一気に短くなってしまう。

重度の虫歯で歯髄が感染している場合は、抜髄もやむを得ないが、ベテラン歯科医の川村泰雄によると、不適切な抜髄が多いというのだ。

「加齢や、歯周病、強いブラッシングなどで歯肉が下がると、歯の根元の象牙質がむき出しになってしまう人がいます。象牙質には神経が通っていますから、冷たいもの、熱いものに対して『しみたり』、痛みを強く感じる〝知覚過敏〟が起きます。

知覚過敏の治療としては、象牙質の部分をレジンでカバーしたり、薬剤で痛みを抑えるなどの方法がありますが、いきなり神経を抜いてしまう歯医者が目立ちます。

手っ取り早く、治療効果が出て、患者さんに喜ばれるからでしょうが、神経を抜かれた歯は〝枯れ木〟と一緒ですから、長持ちしません。肝心なことを患者さんに知らせないまま、安易な抜髄がされているのです」

今でも、歯の痛みを訴えると、「すぐに神経を抜いてしまう」歯医者は、少なからず存在する。患者の基礎知識として、知覚過敏などで安易に神経を抜くという選択は、歯の寿命を縮めることを、ぜひ覚えていただきたい。また、神経を抜くと痛みを感じないので、虫歯が再発しても気づかず、抜歯が避けられないまでに進行することも多い。

やむを得ず神経を抜いたとしても、歯を延命させる最後の手段として「根管治療」がある。分かりやすく「歯の根の治療」と言う歯医者もいる。

「根管治療」は、歯根の中心部を通る、直径約〇・三ミリの根管から、感染した歯髄と内壁の組織を除去、消毒した後にガッタパーチャなどの充填材を詰める。根管治療に詳しい歯内療法学会の歯科医・小林優によると、極めて難易度が高い治療だという。

「根管治療とは、リーマーやファイルと呼ぶ細い針金のような器具で、根管内の感染部分を削り出して歯髄を除去します。奥歯の根管は、人によって複雑な形状をしている場合もあり、肉眼では見えません。現在はマイクロスコープで拡大、可視化して根管治療を行うようになって、成功率は格段に上がりました」

場合によっては、拡大鏡を使用する歯医者もいる。また、「ラバーダム」というゴムシートで口を覆って、根管治療をする歯に唾液が触れないようにすることも、成功率を高めるためには必要だと、小林歯科医は指摘する。

「歯を残す最後の砦」といってても過言ではない根管治療だが、なぜかこの診療報酬も安く設定されている。状態によって治療回数は異なるので、一本の歯を想定して、シミュレーションを行ってみた。

歯髄を取り除く処置やレントゲン撮影などで、約五〇〇〇円。その後五回通院して根管内に貼薬するのに、一回・九〇〇円。最終的に根管内に充填材を詰め、銀歯を装着すると、総額は約三万円。保険で三割負担の場合、九〇〇〇円前後となる（治療の一例）。

実際に根管治療の場面を見ると、経験と繊細な手技が必要であることが分かる。治療の成功率を大きく左右するマイクロスコープは、一台の価格がドイツ製で五〇〇万円前後、日本製では数百万円。日本の歯科医院で導入しているのは、一割にも満たない。つまり、現在でも大半の根管治療は、「手探り」で行われているに等しいのだ。

歯の寿命を決める治療でありながら、保険診療では一回の治療費が約九〇〇円（三割負担で二七〇円）。これでは、高額なマイクロスコープを導入しても採算が合わない（複雑な形状の根管治療に限り、一回だけマイクロスコープの診療報酬が加えられた）。

根管治療の診療報酬が安いため、歯医者が十分な時間や、労力をかけられない状況もでている。患者たちのレントゲン画像を見ると、根管にしっかり充填材が入っていないケースが実に多いというのだ。このような治療では、いずれ歯根の先で炎症が起きて抜歯になる可能性が出てくる。中には、リーマーと呼ばれる細い針金のような器具が、根管内に折れて残されたままの患者もいたが、本人には何も知らされていなかった。

歯医者によっては一回九〇〇〇円の根管治療を行うより、診療報酬が高い「抜歯」を勧める可能性もあるので、注意したい。ちなみに、保険診療で大臼歯を抜くと、レントゲン代など含めて約四〇〇〇～七八〇〇円（三割負担で約一二〇〇～二三〇〇円）だ。

《間違い⑤　銀歯の土台は、丈夫な金属コアがいい？》

虫歯が進行してしまって、根管治療をした場合、最後に銀歯のクラウンなどを被せる必要がある。この時に、歯の本体（歯根部分）に土台として使用されるのが「コア」だ（ポストと呼ぶ場合もある）。

これまでの保険診療では、銀合金や金銀パラジウム合金など、金属製のメタルコアが多用されていた。費用も比較的安く、何よりもコアの素材は、堅牢である方がよいと考えられていたからだ。歯を噛み締めた際にかかる「咬合力《こうごうりょく》」は、一般に男性で六十キログラム、女性で四十キログラムの大きな力がかかる。

このコアをめぐっては、誤解している歯医者が多かったと、愛知学院大学歯学部附属病院長の服部正巳は指摘する。

「根管治療の際、土台にメタルコアを使っていたのですが、何年もすると、根管がよく割れてしまうのです。原因はメタルコアと、根管（象牙質）の弾性率の違いです。強い咬合力がかかると、メタルコアは硬い楔《くさび》となって、根管が縦に割れてしまうわけです。これを〝歯根破折〟と言います」

「歯根破折」が起きると、基本的に抜歯されてしまうことが多い。堅牢な硬いメタル素材を使うことが、かえって歯の寿命を縮める結果を招いてい

銀歯のコア

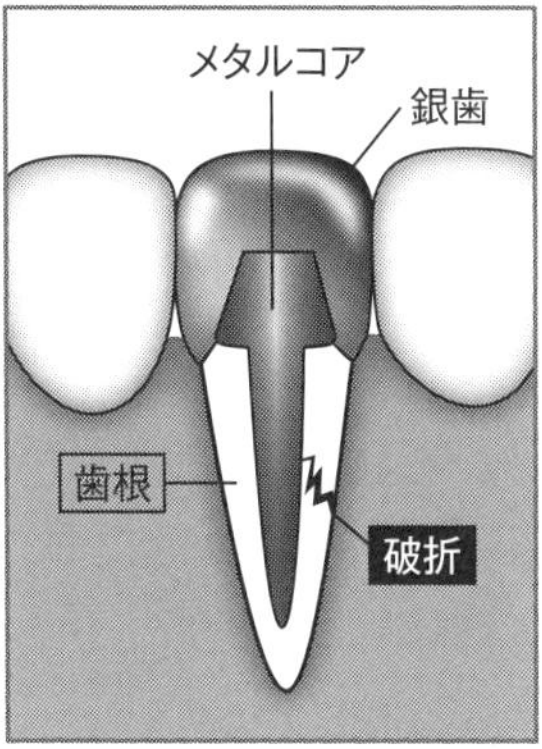

たのだ。厄介なことに、メタルコアの場合は一度入れてしまうと、「再治療は難しい」として、歯医者の多くは手をつけない。

二〇一六年からは、根管と弾性率が近い、ファイバーコアが保険適用になった。これは強く噛んだ時でも、しなやかに応力を分散して、歯根破折のリスクを大きく低減できる。

注意したいのは、現在でも保険診療ではメタルコアを使用している歯医者が圧倒的に多いことだ。二〇一六年六月の社会医療診療行為別統計によると、この一ヶ月間だけで、二十一万本以上の大臼歯にメタルコアが使用されていた。これに対して、ファイバーコア（ポスト）は、約三万五〇〇〇本でしかない。今でも堅牢な金属コアがいい、と考えている歯医者が多いと推測される。

ファイバーコアの耐久性について検証が不十分だという指摘もあるが、金属コアのリスクと比較してどちらを取るべきか、患者自身が選択した方がいいだろう。

「歯根破折」が起きた場合、接着して温存する治療法も開発されているので、第7章で詳しく紹介する。

《間違い⑥　毎日の歯磨きで、虫歯の再発は防げる？》

これまで、虫歯治療の際、歯の手入れ方法や食生活などの指導を受けた経験はあるだろうか。この取材を始める前、私は十ヶ所以上の歯科クリニックに通ったが、しっかりと歯ブラシ指導をしてくれたのは一ヶ所のみだった。

日本人の「口腔ケア」は、長年にわたって歯ブラシにハミガキ剤をつけて「歯磨き」するだけで完結していた。これに対して、ベテラン歯科医の川村泰雄が強調するのは、デンタルフロスの重要性だ。

「アメリカでは、〝フロス・オア・ダイ〟というキャンペーンをやっていました。直訳すると〝フロスをやるか、さもなくば死か〟。刺激的ですが、それくらい重要だということです。虫歯や歯周病の原因のデンタルプラークは、歯と歯の間、歯肉との境目などに粘着しています。これは歯ブラシだけでは、まず取れません。ぜひ、デンタルフロスを使ってください」

虫歯になる原因は、患者によって違ってくる。各自が虫歯の原因を知り、改善しなければば、また再発を繰り返すだけだ。

日本臨床歯周病学会の認定歯科衛生士として、二十年以上にわたって治療に従事している太田由美は、面白い話を教えてくれた。

「子供の頃に〝バス法〟という歯磨き方法を習った記憶はありませんか？

歯と歯肉の境目に、歯ブラシを四十五度の角度で当てて短く震わせる方法です。これを開発したアメリカの病理学者、チャールズ・C・バス博士はプラーク（バイオフィルム）が付着しやすい歯間部や隣接面（次頁のイラスト参照）は、歯ブラシだけでは十分に清掃できないことを突き止め、一九四七年にこんな言葉を残しています。

〝口腔内をコントロールするためには、デンタルフロスと歯ブラシで、全てのプラークを除去する必要がある。フロスが基本的な道具であり、歯ブラシはそれに付随する〟

本当のバス法は〝デンタルフロスが基本〟で、歯ブラシは脇役だったのです。だから私は、患者さんに必ずデンタルフロスや歯間ブラシを併用するように指導しています」

歯ブラシだけでは、口腔内のプラークを六割程度しか除去できない、という研究報告もあるのに、日本ではなぜか〝歯磨き〟だけの口腔ケアが広まった。

欧米で普及している「予防歯科」では〝歯の隣接面の清掃に、デンタルフロス〟は常識だ。デンタルフロスは、太さ、形状、ワックスの有無など、様々なタイプがあり、使い方も慣れるまで意外と難しい。単純に歯と歯の間にデンタルフロスを通すだけでは、プラークをしっかり除去できないし、力任せに使うと、銀歯などの被せ物を外してしまうこともある。歯間部には、「歯間ブラシ」を使うが、これもサイズ選びが重要になってくるので、経験を積んだ歯科衛生士に指導を受ける方がいいだろう。

太田歯科衛生士は、歯の磨き方についても、一般の人が陥りやすい間違いがあるという。

「歯ブラシに力を入れたほうが、プラーク（バイオフィルム）を落とせると思っている人が、男性に多いですね。ぎゅっと握って、力を込めて磨いてしまうと、歯肉が下がり、歯の根元が露出します。これを〝オーバーブラッシング〟と呼んでいますが、そうなると、知覚過敏や根面う蝕（虫歯）が起きてしまうので、優しく磨いてください。

隣接面と歯間部

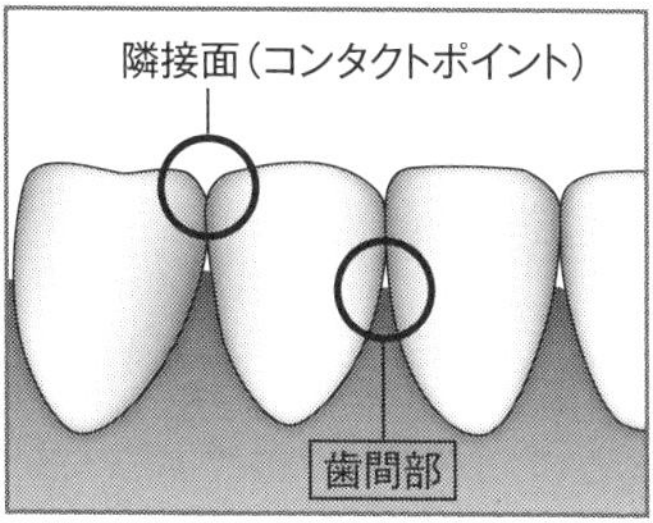

プラークは、鏡を見ながら歯を一本ずつ磨くことを意識すれば、歯ブラシに力を入れなくても、しっかり除去できます。

目安としては、一〇〇～一五〇グラム程度の力。お料理用の計量器を歯ブラシで押してみると分かります。大半の人が強い力で磨いているので、ぜひ確認してください」

中高年世代は、歯ブラシの幅に合わせてハミガキ剤をたっぷり出して、口の中を白い泡でいっぱいにしながら歯磨きするのが〝基本〟だった。しかしこれは、NGだという。

「ハミガキ剤をたっぷりつけちゃうと、泡だらけになって辛くなるので、すぐにペッと出したくなるじゃないですか。それでは、しっかり磨けないはず。何もつけなくていいくらいですけど、爽快感が欲しい人は、ほんの少し、二～三ミリ程度のペーストで十分ですので、ぜひ試してください」

日本のオーラルケア市場は、約二二〇〇億円。大半が、歯ブラシとハミガキ剤で占められている。ドラッグストアの売り場を見ても、デンタルフロスの商品は、わずかしか陳列されていない。「歯磨き」という言葉も、歯の表面を磨くという錯覚を生み、デンタルフロスの存在を隅の方へと追いやってきた。

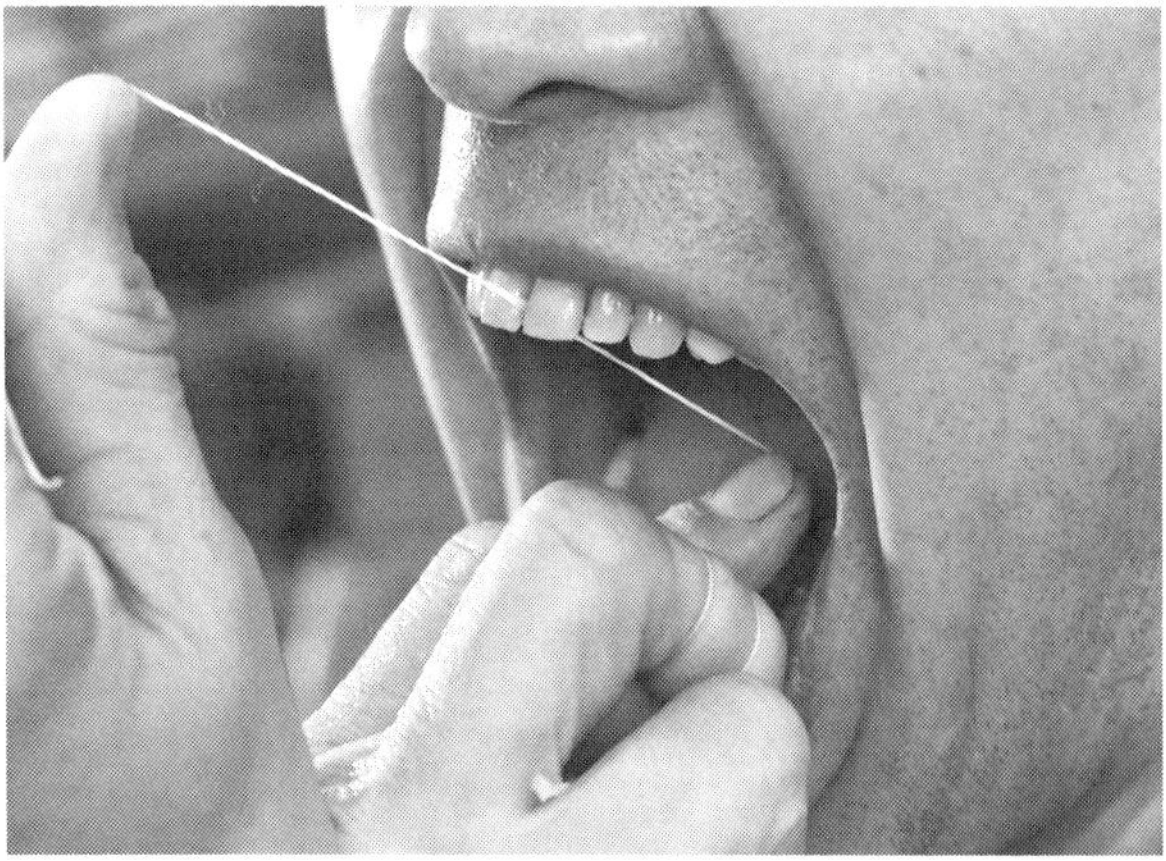
デンタルフロスの使い方は専門家に指導を受けるのが望ましい

デンタルフロスが日本で普及しなかった理由、それはメーカー主導で『歯磨き教育』が進められてきたことに、原因の一つがあると考えている。

ドリフターズの『8時だョ！　全員集合』という番組のエンディングで「歯を磨けよ！」というセリフが必ず入っていた。番組スポンサーだったハミガキ・メーカーへの配慮とされている。メディアに影響力が大きいメーカーの宣伝活動を通じて、「口を白い泡いっぱいで満たしながら、ゴシゴシ歯磨きする」というお馴染みのスタイルが定着し、ハミガキ剤の売り上げはアップした。

分解酵素などの機能性を謳うハミガキ剤も

増えているが、世界的にも効果が認められている成分は「フッ素」だけだ。日本でも「フッ素」入りハミガキ剤の普及拡大によって、子供の虫歯数が減少したことが明らかになっている。

ただし、歯医者や歯科衛生士で、たっぷりハミガキ剤を使用している人はごく少数。ほとんどつけないか、最後の仕上げ時に使用している。これは「フッ素」を口中に残して、歯の再石灰化を促すためなので、私たちも見習いたい。口腔内の手入れ方法や、食生活、食事の間隔についての指導もせず、ただ歯を削る治療だけの歯医者は、避けた方がいい。

《間違い⑦　痛みがないうちは問題ない?》

中高年世代が注意すべきなのは「酸蝕症《さんしょく》」と「根面う蝕」の二つ。どちらも気づかないうちに深刻な状態まで進行してしまうのが特徴だ。

「酸蝕症」は、強い酸性の食事や飲料を絶え間なく取ることにより、歯のエナメル質が溶け出す「脱灰」が長時間にわたり、「再石灰化」が追いつかないことで起きる。

健康に気を使って、黒酢や果物などの酸性が強い食品を多く摂取している人ほど「酸蝕症」は起こりやすいので注意したい。

一般の虫歯は、隣の歯との接点など、プラークが溜まりやすい〝点〟で進行することが多い。これに対して「酸蝕症」は、歯全体の〝面〟で進行するのが特徴。歯の表面を覆っているエナメル質が溶けて、知覚神経が通る象牙質が露出するまで自覚症状がない。そのため、気づいた時には、歯が小さくなっていたというケースもある。

脱灰が起きるボーダーラインは、pH五・五。この値より低い（酸性度の高い）食物や飲料は、「レモンpH二・一、コーラpH二・二、栄養ドリンクpH二・三、黒酢pH二・七、グレープフルーツpH三・二、赤ワインpH三・八、ビールpH四・二」（東京医科歯科大学・う蝕制御学分野調べ）。長時間の酒席など〝ダラダラ飲み〟は、酸蝕症のリスクを高める。ただし、このような酸性度の高いものは、長時間口に入れておかないように気をつければ、怖くはない。食事や飲んだ後に、口をゆすぐなどして、酸が残らないようにすること。食事や飲み物を口にするときは間隔を空けるように心がけて、「再石灰化」の時間を意識したい。

誤解されているのが、「シュガーレス」「ノンシュガー」のキャンディ。虫歯にならないように、こうした製品を選んでいる人は多いが、食品表示基準で一〇〇グラム（飲料は一〇〇ミリリットル）中、〇・五グラムまで糖類が含まれているものも「シュガーレス」「ノンシュガー」の表示が許されている。

「シュガーレス」のキャンディだからと油断して、ずっと舐めていると、再石灰化の時間が確保できず、脱灰を進行させてしまう可能性がある。さらに「ノンシュガー」でも、クエン酸が入っている柑橘系のアメは、酸性度が高いので、長時間口の中に入れておくのは、歯にとってリスクが大きい。

「根面う蝕」は、加齢、歯周病、強いブラッシングなどが原因で歯肉が下がり、エナメル質に覆われていない歯の根面（根元）の象牙質が露出して起きる虫歯である。

初期段階では、エナメル質に起きるような、色の変化などがないために診断が難しい。たいていは、虫歯が根面の象牙質から内部進行して、初めて根面う蝕と判断できるので、歯を大きく削ることになる。

根面う蝕の初期は、フッ素による再石灰化を試みる。ある程度進行した場合は、レジン等で修復する。

コラム「あなたの歯を守るための基礎知識」

②虫歯治療編

●初期虫歯は削らない

・「再石灰化」で修復を待つ
・早期治療は間違い、ただしフッ素の塗布はOK

●虫歯でない部分も削られている

・「予防拡大」の原則で、健全な歯を削られていた
・歯医者の中には、今も「銀歯信奉者」がいる
・「う蝕検知液」を使って歯を削る歯医者は信用できる

●「レジン修復」を歯医者に頼む

・歯を削る量が最小限で済むのがレジン修復
・レジンと銀歯は耐用年数に大差はない
・手間と時間がかかり、儲からないので、理由をつけて、やらない歯医者もいる
・レジン修復は「接着」「保存」が専門の歯医者が得意

●歯を残す「根管治療」のチェック方法

・成功率が高いのは、マイクロスコープか、拡大鏡を使用している歯医者
・ラバーダムを使用しているか確認
・メタルコアよりもファイバーポストを選択

●虫歯治療には「歯ブラシ指導」が必須

・口腔ケアを指導しない歯科医院は、要注意
・歯ブラシ以外にフロス、歯間ブラシは必需品！

第3章

歯周病治療　7つの罠

罠に落ちた患者

「自分は歯周病になっている」という自覚をあなたは持っているだろうか?

もちろん、これには根拠があって〝脅し〟ている。厚労省の調査(平成二十八年歯科疾患実態調査)で、〝五十代の約五割が歯周病〟になっていたからだ。

歯周病は、ほとんど自覚症状がないし、そもそも「歯周病とは何か」を正確に理解している人は少ない。

例えば、「歯磨きの時に出血」「寝起きに歯を触ると、ねっとりしている」「歯肉がむず痒い」「冷たい飲み物が沁《し》みる」「口臭がある」など、これらのどれかに思い当たる節はないだろうか。一つでも該当すれば、歯周病になっている可能性が高い。

とはいえ、〝この程度の症状〟が、いつの間にか進行して、やがて歯を失うことになるなんて、誰が想像するだろう。私も正直なところ、それほど〝歯周病が危険な病気〟だとは思っていなかった。六十代男性の体験談を聞くまでは——

「歯が揺れていることに気づいたのは、食事中だった。噛んだ瞬間に鈍い痛みがあって、歯に触ってみると、グラグラと動く。驚いたね。歯茎も腫れていて、古くなったトマトみたいに柔らかくなっていた。

これはマズいと思って、歯槽膿漏《しそうのうろう》（歯周病）の治療に通っている歯科医院に行くと、すぐに抜いた方がいいと言われた。そうしないと他の歯に悪い影響が出ると。治療が失敗したからじゃないのか、と文句の一つも言ってやろうと思ったけど、結局やめた。歳をとると、やっぱり仕方がないのかなと思ったから」

この六十代の男性が、歯科医院に通い始めたのは、五年以上前。歯磨きの時に出血するのが気になって、半年に一回、歯科医院からハガキが届くと、必ず受診していた。治療と言っても、超音波でクリーニングするのと、歯磨き指導が時々あった程度。フロスや歯間ブラシについては何も言われなかった。

不安を感じた男性は「歯槽膿漏予防」と宣伝している、一〇〇〇円くらいのハミガキ剤を買って、朝晩欠かさずしっかり磨いていたという。その効果はなく、最初の一本を抜いたのがキッカケで、どんどん他の歯も抜かれていった。

「まるでドミノ倒しさ。まず抜かれた歯の両隣が、すぐに揺れるようになってしまった。この時は〝二本とも抜かないと、他もダメになる。当面は部分入れ歯にしましょう〟と歯医者に言われてガッカリしたよ。入れ歯が嫌で治療に通っているのにさ。

あまり深く考えずに、言われた通り抜歯した。もう悟りの境地だね。結局、あれよあれよという間に、上の歯はたった二本になってしまったよ。すると若い歯医者がこう言ったんだ。

〝インプラントにしたらどうか、一五〇〇万円ほどで綺麗な歯を取り戻せますよ〟

ヨメに相談したら、怒られてね、治療に通

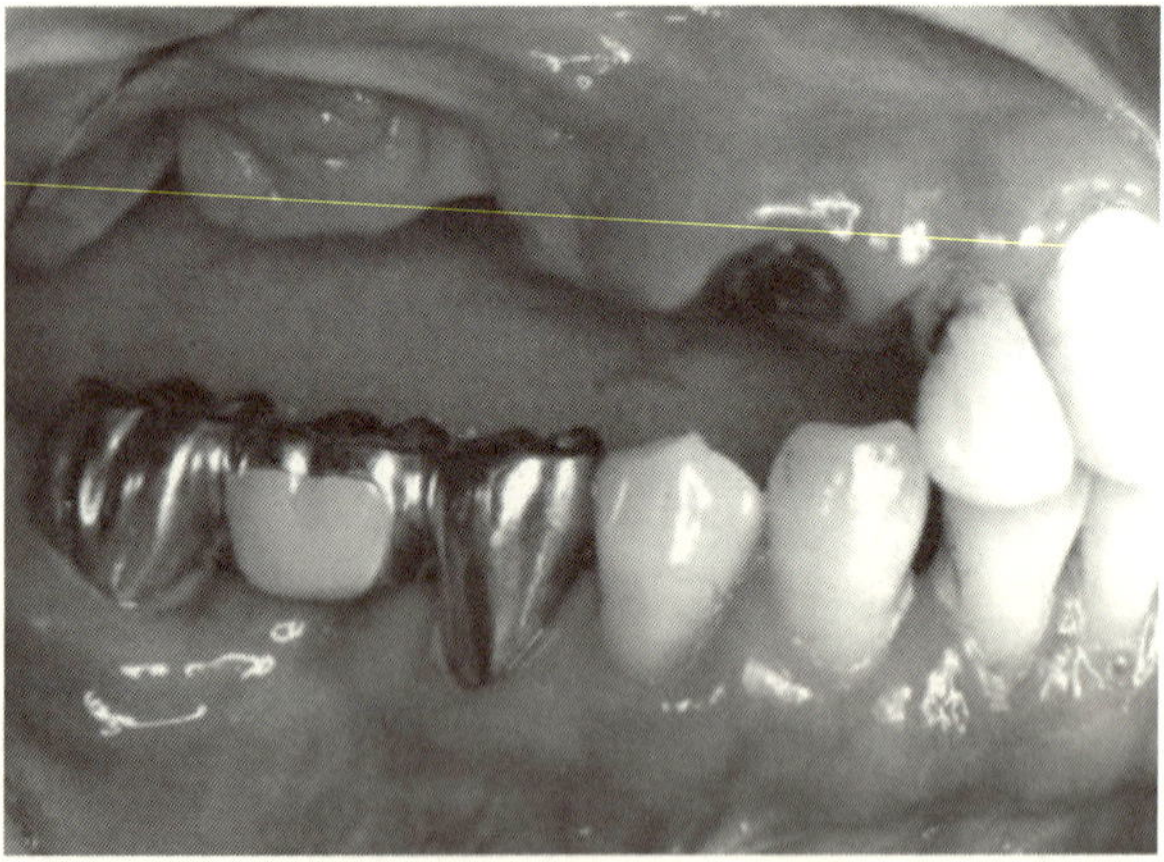

歯周病が悪化して上顎の歯が抜けた患者（提供／弘岡秀明氏）

っていた意味はあったのと言われた。だから、とりあえず今は入れ歯にしている」

男性が、そこの歯科医院に通っていたのは、夜九時が最終受付で、仕事が終わってからも行けるからだ。近所では熱心な先生だと評判で、いつも順番待ちの患者でいっぱいだったらしい。ただし、この歯科医院の対応には、不可解な点が多い。

「歯周病を歯槽膿漏と告げている」「歯周病の初期症状（出血）があるのに、適切な治療をしていない」「歯磨き指導で、フロスや歯間ブラシを勧めていない」「悪化すると、治療もせず、すぐに抜歯した」「歯を大量に抜いた後に、インプラントを勧めている」……

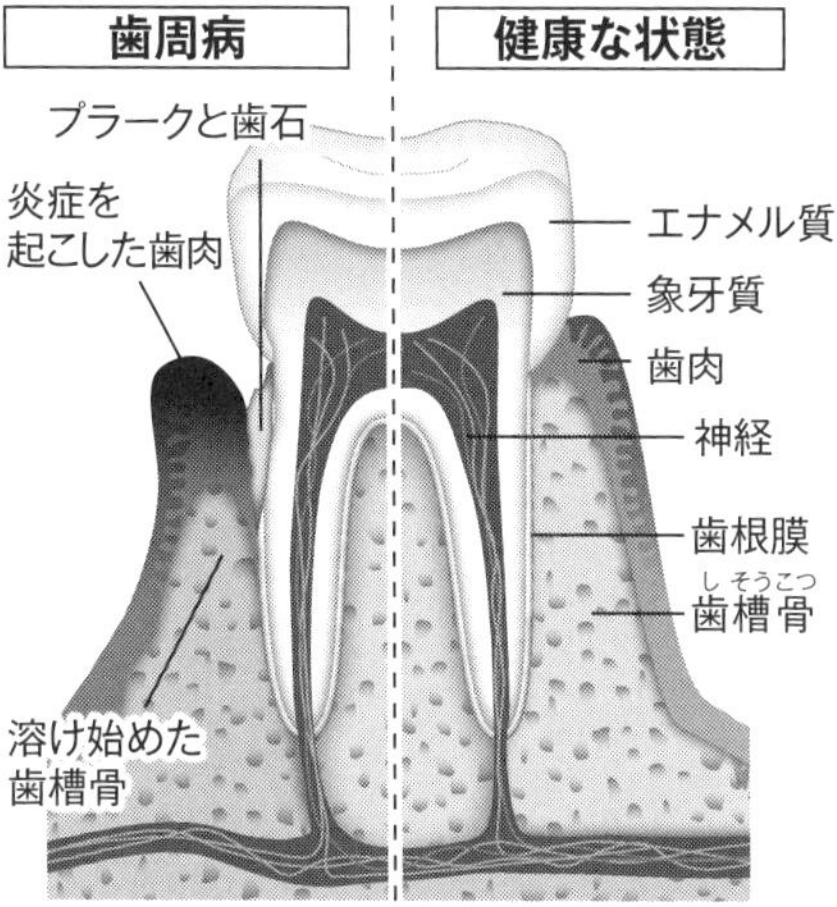

歯槽膿漏は、歯肉から「膿」が出る状態であり、歯周病が進行した段階にあたる。「膿」が出ていなければ「軽度」だという誤解が生じやすいので、現在では診断名として使用していない。男性は五年間も通院しながら、検査や治療が「不適切」または「手抜き」された結果、歯周病が悪化して抜歯になった可能性がある。取材を進めていくと、これはレアケースではないことが分かってきた——

専門家たちが抱く疑問

歯周病は、細菌による感染症で歯肉（歯茎）に炎症が起き、歯を支えている骨が溶けてしまう病気だ。日本人が歯を失う原因の一位で、虫歯よりも多い。厚労省の歯科疾患実態調査（平成二十八年）では、五十歳以上の半数が歯周病になっており、全世代で増加傾向にある。

スウェーデンのイエテボリ大学で、各国の歯科医たちを指導してきた弘岡秀明（元東北大学臨床教授、現スウェーデン・デンタルセンター院長）のクリニックには、重度の歯周病患者が全国から訪れている。他の歯医者が諦めるケースでも〝歯を残す〟からだ。

「歯周病は、大きく二つの病態に分かれています。炎症が歯肉だけに留まっている、初期の状態が〝歯肉炎〟。この段階であれば、原因となっている細菌（バイオフィルム）を除去する基本治療（ＳＲＰ）と、患者が正しいブラッシングをするだけで、完治できます。

歯を支えている土台の骨（歯槽骨）まで炎症が広がると〝歯周炎〟です。放っておくと、骨が溶けていき、末期になると歯が抜けてしまいます。ここまで進行すると、完全に元通りに治すのは難しくて、治療期間も長くなり再発しやすくなります。だから、歯周病は、〝早期発見が何より重要〟なのです」

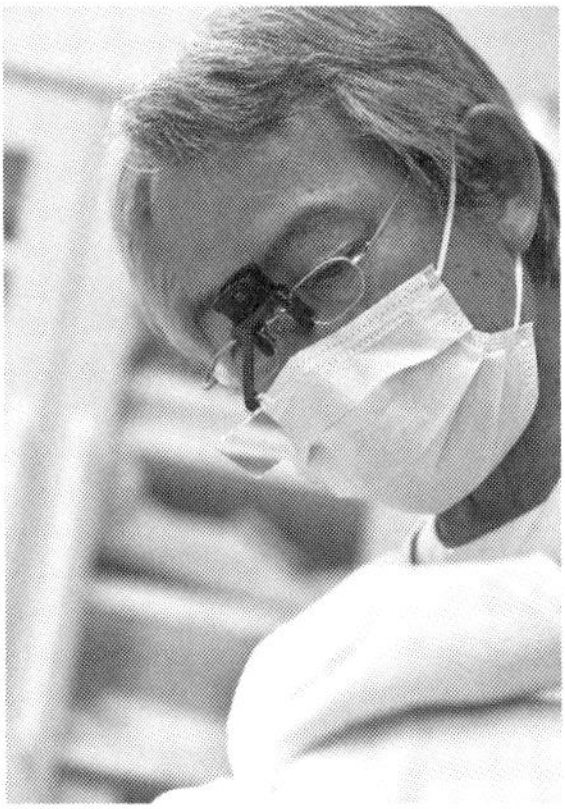

弘岡秀明・スウェーデン・デンタルセンター院長（弘岡歯科医院）

歯周病を早期発見するには、歯周ポケットの深さを測る検査が基本。これは目盛りがついた、探針《たんしん》を、歯周ポケットに差し込んで測定する。目安とされている歯周ポケットの深さは、三ミリ以下＝正常、四〜五ミリ＝軽度歯周炎、五〜六ミリ＝中度歯周炎、七ミリ以上＝重度歯周炎。

歯周ポケットの検査は、一見すると簡単なようだが、経験とコツが必要だという。この他に、出血の有無、エックス線撮影、清掃状態などから、歯周病の進行度を診断する。

歯周病の基本治療である「SRP」とは、歯石やプラークを取り除く「スケーリング」と、歯石が付着していた歯根部分を滑らかにする「ルートプレーニング」をセットにしたものだ。歯周ポケット内の細菌を取り除くと炎症が治まり、歯肉が歯に付着して歯周ポケットも浅くなる。

だが、本章冒頭の六十代男性に確認してみると、歯周ポケットの深さを測る検査やSRPを受けた記憶がないという。

歯周ポケット検査

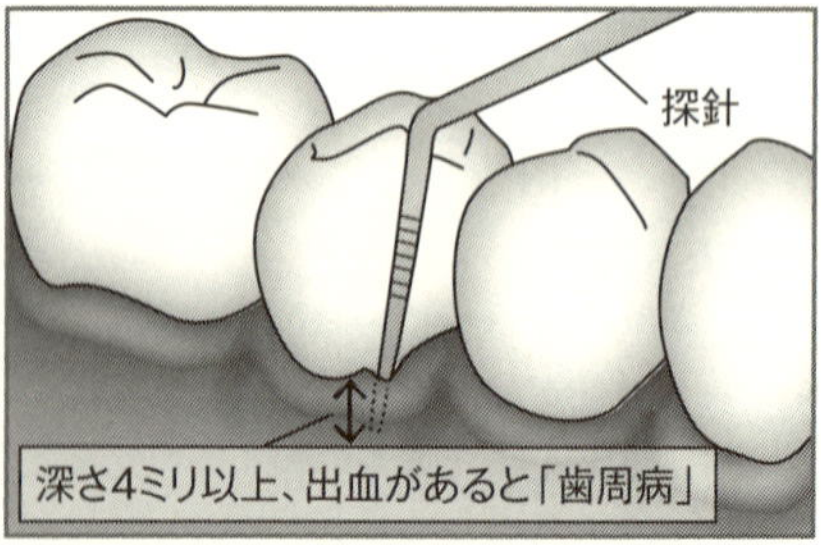

最近の研究によると、歯周病は、心臓病、誤嚥性肺炎、パージャー病、糖尿病などの全身疾患に関係していることが解明されている。これほど重大な疾患であるにもかかわらず、なぜか日本中に歯周病は蔓延したままだし、国民はもちろん、歯科関係者からも危機感は

伝わってこない。それは一体なぜか？　専門家たちの取材を進めると、歯周病治療には歯科業界の利害や思惑が絡んだ「罠」が、存在していることが分かった。

インターネットですぐに情報が拡散される時代なのに、歯周病治療の深刻な問題点が全く知らされていないのは、「闇」が深すぎて、誰も指摘できなかったからである。

口腔細菌学の第一人者として、歯周病と心臓病の関連性について研究してきた奥田克爾《かつじ》（東京歯科大学名誉教授）。中でも動脈硬化部位や、冠状動脈を詰まらせているプラークから、歯周病の原因細菌を発見した研究は、医療界全体に大きな衝撃を与えた。まず、その奥田名誉教授の危機感からお伝えしたい。

罠①　歯垢＝デンタルプラークの誤解

「歯科界には、エビデンスに乏しい情報が氾濫しています。それに患者が惑わされてしまっている。何とかしないといけません！」

奥田名誉教授の強い危機感には、理由がある。抜歯後に口腔内の細菌に感染して、敗血症で亡くなった患者の裁判にかかわるなど、深刻な現実を誰よりも知っているからだ。

奥田名誉教授は、一向に歯周病患者が減らないのは、正しい情報を歯医者が伝えていないからだと指摘する。

「歯周病は、デンタルプラークによる感染症です。このプラークのことを日本語に訳して〝歯垢《しこう》〟と呼ぶ歯医者がいる。まずこれが大間違いです！　歯から垢は出ません。食べカスがプラークに変化するわけでもない。プラークは一〇〇％細菌の塊で、一ミリグラム中に十億個の細菌が集まっています。

我々の口の中に棲みついている細菌は七〇〇種類を超えるほどあって、主に歯周病を引き起こすのはジンジバリス菌などの〝常在菌〟です」

予防歯科に力を入れている歯科医院では、患者自身のプラークを採取して位相差顕微鏡で見せている。プラークを拡大したモニター画面を見たら、きっと驚くことだろう。夏の沼地から採取した水の中のように、無数の多種多様な細菌が、うごめいているからだ。この中には、歯周病や虫歯の原因となる悪玉菌と、それらに対抗する善玉菌が絶妙なバランスで共存している。

「口腔内の細菌たち＝デンタルプラークは、ぬるぬるとした粘着性の物質である〝バイオ

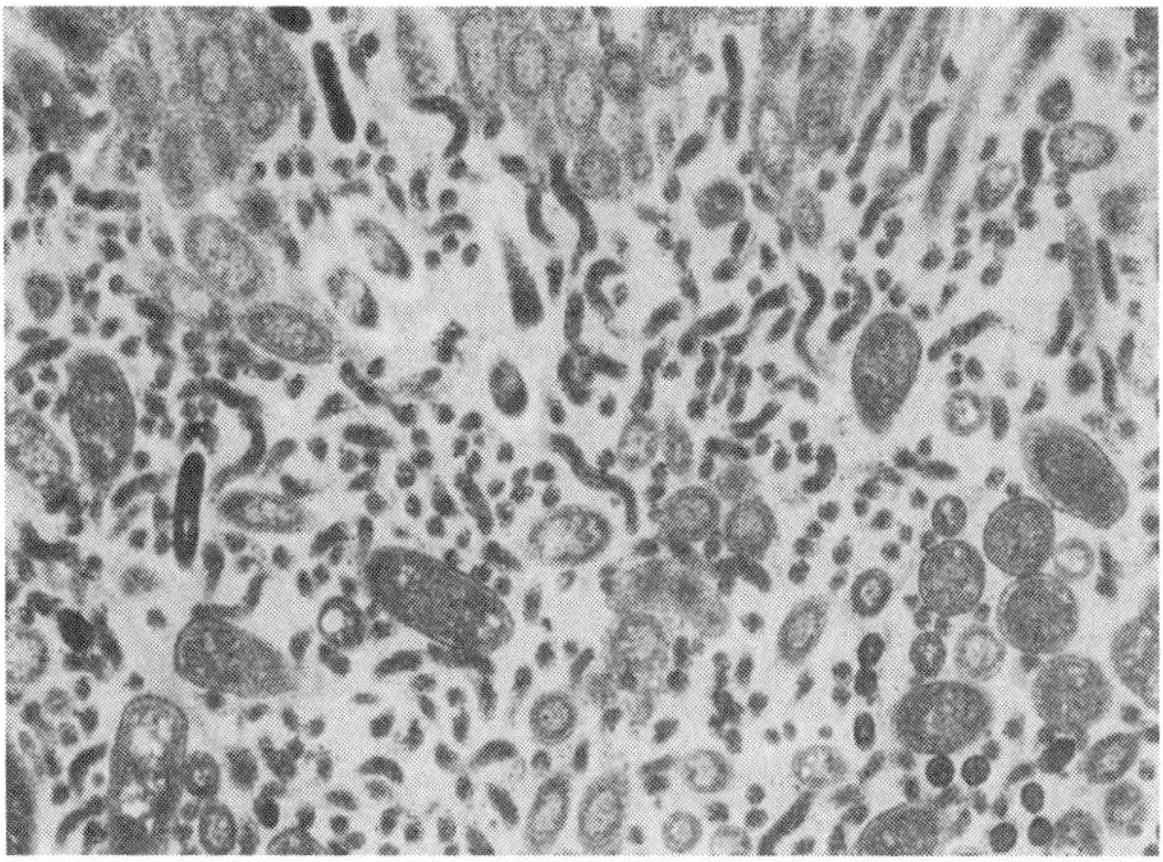

口腔内バイオフィルムの細菌（奥田名誉教授よりご提供）

フィルム〟になって、唾液中に含まれる免疫物質に抵抗して生き延びようとします。

朝起きた時、歯の表面を触ってみてください。きっと、ネバネバしているでしょう。それが、まさしくバイオフィルムが増殖した状態です。

歯周病の治療や予防のためには、このバイオフィルムを除去することが重要なわけです。大半の人は食べカスをキレイにすればいいと思っているでしょうが、大間違いです」（奥田名誉教授）

このバイオフィルムを、リアルに体感するには、台所やバスルームの排水口を掃除してみるといい。頑固にへばり付いている〝とろみ〟のついた膜のようなものがバイオフィルムだ。ブラシでゴシゴシこすりとるしかない。

これと同じものが、口の中にベッタリと張り付いて歯周病を引き起こしている。食べカスをキレイにする程度では意味がないわけだ。奥田名誉教授の懸念は他にもある。

「食べカスが、虫歯菌や歯周病菌（バイオフィルム）の栄養になっていると思っている人が多いですが、これも間違い。唾液や歯肉溝液（歯と歯肉の隙間に染み出す体液）、粘液などに含まれているアミノ酸や糖分を、バイオフィルムは栄養源にしています。もちろん、食べカスもキレイにした方がいいですが、それだけで十分だと思っている人が多い。歯周病の予防や治療には、バイオフィルムを意識したブラッシングと、歯科衛生士によるプロフェッショナルケアが重要です」

このバイオフィルムの存在と、メカニズムを知っているかどうかで、歯周病の治療効果は大きく違ってくる。読者の中にも歯周病患者がいると思うが、歯科医院でバイオフィルムのことを教えてもらっただろうか？

罠②「早期の治療」は歯医者に利益が出ない

弘岡秀明・スウェーデン・デンタルセンター院長は、〝患者が正しい知識を持たないと、自分の歯を守れない〟と指摘する。

「〝虫歯がないから、歯周病にはならないと思った〟。これは、患者さんが勘違いしている典型的なケースです。『虫歯と歯周病の原因菌は全く別物』なので、虫歯があっても、なくても、歯周病にはなります。

虫歯菌で代表的なミュータンス菌は、歯の表面に付着して虫歯の原因となります。

これに対して歯周病菌のジンジバリス菌などは、酸素があると生存できない嫌気性菌なので、歯周ポケットの中に入り込み、バイオフィルムとなって定着します。原因菌の特性が違うので、虫歯予防と歯周病予防は、分けて考えなくていけません。

こうした基本的なことを誰も教えないから、歯周病の自覚症状が出るまで受診しない患者さんが多いのでしょう。手遅れとまでは言わないけど、完治を目指す治療のタイミングとしては、やっぱり遅いです」

歯肉から出血している時は、「歯周病のサイン」だと思って早めに受診したほうがいいという。一般的な感覚では、痛みや歯の動揺などの自覚症状が出てから歯医者に行くのが普通だが、それでは手遅れになる可能性もある。

「歯周ポケットに定着した歯周病菌が毒素を出すと、生体の防御反応が働き、血液中の白血球が毒素を食べて、侵入をブロックする。この戦いの前線に、どんどん白血球を送り込むため、血管が膨れて歯肉が腫れる。膨れた血管は柔らかいので、破れやすくなり、出血する。つまり、歯肉から出血するということは、『歯周ポケットの中で細菌との戦いが起きている』ということです。

歯周病菌が勢いを増して毒素が増えると、今度は骨（歯槽骨）を溶かして侵入を食い止めようとします。この段階でも、痛みもないから、歯周病が進行していることに気づきません。だから『サイレントディジーズ＝静かなる病』と呼ばれています。

もっと進行すると、歯がグラグラ揺れてくるので、ようやくこの段階で自覚できます。だけど、そこから治療を開始しても、時間がかかるし完治は難しいわけです」（弘岡院長）

冒頭で紹介した六十代男性のように、治療を受けているのに、歯周病が悪化していく患者は、少なくない。そこには、歯科業界のタブーとなっている現実があった。

「歯周病の早期（歯肉炎）段階だと、短期間の治療と正しいセルフケアで完治できますが、問題はこれで治してしまうと、歯医者の利益には、ほとんど貢献しないこと。歯周病が進行すると、フラップ手術という歯肉を切って歯石をとる外科的な処置が出てきます。そうなって、ようやく歯医者としては利益になります。〝患者が正しい知識を持たないと、自分の歯を守れない〟と言った本当の意味が分かりましたか」（弘岡院長）

歯周病が進行して、溶けてしまった骨を再生する治療法（※注③）もあるが、重度の場合は完全に元の状態に回復することは難しい。

罠③「検査・治療の手抜き」が横行している

日本臨床歯周病学会の認定歯科衛生士である太田由美の元には、他院で歯周病治療を受けても、なかなか治らなかった患者たちが訪れてくる。そうした患者の多くが、正しい歯

※注③／「エムドゲイン」は、一定の効果と安全性が確認されているが、自費診療なので費用が高い（五万〜二十万円程度）。最近になって同様の効果が期待できる「リグロス」が保険適用になった。

周病検査を受けていないという。

「歯周ポケットの深さを測るのは、歯周病治療の基本ですが、これをやると〝初めてこの検査を受けた〟という人が、ほとんどです。これをやらないと、どの程度まで歯周病が進行しているか分からないまま、治療していることになります」

これは〝手抜き診療〟と言うべきだろう。実際、歯周ポケットの検査は、手間暇がかかる。一本の歯について合計六ヶ所の確認が必要で、表側三ヶ所、裏側三ヶ所の歯周ポケットに、目盛りがついたプローブ（探針）を入れて計測しなければならない。これを二十八本の歯に、繰り返す（親知らずを除く）。

弘岡院長によるプロービング（歯周ポケット検査）を見せてもらった。一見すると、問題のない歯肉だが、弘岡院長が歯と歯の間にプローブを入れると、出血が起きた。歯周病になっている証である。

「歯周ポケットにプローブを入れる強さは〝二十五グラム〟が基本です。これより強すぎても、弱すぎてもダメ。先日、私が教えているセミナーで、こんな質問が出ました。『歯周ポケット検査で出血すると患者は嫌がって、次から来なくなってしまうのでは？』

これを恐れて、大半の歯医者や歯科衛生士は、〝弱い力〟でプローブを入れるので、〝歯周病を見逃しています〟。これでは完治できるタイミングで、治療することができません」

実際の歯周病診断は、歯周ポケットの深さに加えて、歯の動揺や歯肉の炎症（出血や腫れ）の有無、レントゲン画像などの情報を総合的に判断する。

歯周病治療のリーダーとして約五〇〇人の開業医を指導してきた、弘岡院長からは、こんな話も聞いた。

「まともに〝デンタル〟のレントゲン画像（フィルムサイズの小さいタイプ）を撮れた人がいません。大学で教えられていないからでしょう。プロービングだって、できていないんだから、唖然としました」

歯周病の進行状態を診断するには、「パノラマ」と呼ばれている口全体のレントゲン画像よりも、微細な組織が見える「デンタル」画像が適している。だが、その「デンタル」がしっかり撮れないようでは、正確な診断も適切な治療もできない。

そして太田歯科衛生士が何より危惧するのは、歯周ポケット内の治療が、ほとんどされていないことだという。なぜ、それが分かるのだろうか？

「歯周ポケットの中にある歯石は、血液で黒ずんだ色をしています。それが、ほとんど手付かずの人は、強固にこびりついていています。だから歯周ポケットの状態を見ると、SRP（スケーリング&ルートプレーニング）を受けていないことが分かります。

残念なことに、私が担当してきた中では、まともに歯周ポケット内のSRPを受けている患者さんは、少ないのではないかなという印象ですね。これをしっかりやらないと、炎症が引かないし、歯周病はいつまで経っても治りません」

歯周ポケット内のSRPは、歯科衛生士の手技として一番難しい部類になる。時間もかかるし、痛がる患者も少なくない（麻酔を使用する場合もある）。だから、経験の浅い歯科衛生士は、及び腰になってしまうのだ。もちろん、何もやらないで患者を帰すわけにはいかないので、歯周ポケットの上、目に見えている部分のプラークや歯石を取って済ませている可能性が高い。同様の証言は、複数の歯科衛生士から得ている。

「他院できちんと治療してもらえなかった重度歯周病の患者さんでも、基本治療をしっかりやって、正しい口腔ケアを始めると、数日で歯肉は見違えるように変化していきます。かなり酷い状態になっていても、ほぼ全員が良くなっていきますので、諦めずに治療を受

けて、正しい口腔ケアをしてください」（太田歯科衛生士）

確かな歯周病治療を受けたい場合、日本歯周病学会や日本臨床歯周病学会の専門医であることや、同学会の認定歯科衛生士がいる歯科医院が目安となる。歯周病治療を受ける先は、ぜひ慎重に選んでほしい。中には歯周病治療と称して、まだ残っている歯を全て抜き、インプラントに置き換える歯医者も存在しているからだ。

罠④「ニセ情報」に騙される患者

歯周病治療をめぐっては、「フェイクニュース」ともいうべき情報が錯綜している。最近、太田歯科衛生士は、ニセ情報に振り回された患者二人を目の当たりにした。

「テレビの健康情報番組を見ていると、ある歯科衛生士が変なブラッシング指導をしていました。〝歯肉には触らないように磨いたほうがいい。ブラシは歯だけに当てましょう〟。もし患者さんが、その通りにやったら歯肉に炎症を起こしちゃうなと思いましたね。だって、プラークが一番付着しやすいのは、歯と歯肉の境目ですから。

放送の十日後、以前から通院している患者さんの歯周ポケット検査をしたら、バーッと血が出てきたんです。聞いたら案の定、同じテレビ番組を見ていて〝歯肉に当てちゃいけないって言っていたから、歯だけを磨くやり方に変えた〟と。以前に教えたブラッシング指導をやり直したところ、すぐに回復しました。

もう一人の患者さんは、ネットの歯科治療サイトに〝舌磨きすると、舌がんになる〟という記事を見つけて、舌を全く磨いていませんでした。そのために、舌の上に分厚い舌苔《ぜったい》が溜まっていたんです。舌苔それ自体が細菌ですので、歯周病にも悪い影響が出てきます。強い力で毎日舌磨きをガシガシやれば、舌がんのリスクもあるかもしれませんが、そんな人はまずいませんよね。ネットには根拠もない極端な情報が流れています。患者さんが簡単に信用してしまうことにも驚きましたが……」

スウェーデンの研究では、プラークを除去せずに三日間放置すると、歯肉炎が起きていた。また、インターネットの検索サイトで「上位に表示されること」は、「情報の信憑性」とはまったく関係がない。

特に注意していただきたいのが、〝まとめサイト〟。不正確な情報を掲載して閉鎖に追い込まれたサイトもあるが、歯科治療に関する〝まとめサイト〟は、今も多数存在しており、科学的根拠のない記事を拡散したり、自費診療に誘導する「ステマ」もある。

一方、歯医者が発信する情報の中にも、明らかな間違いがある。歯周病に関して最も多いのが〝歯肉マッサージ〟だ。

「歯肉マッサージで、歯周病菌を取り除ける」

このように、歯周病の予防や治療に〝歯肉マッサージ〟が効果的と主張している歯医者は多いが、日本歯周病学会が出しているガイドライン（「歯周治療の指針二〇一五」）は、歯肉マッサージについて何も触れていない。不思議なことに〝歯肉マッサージ信奉者〟は、歯科大教授にもいる。

「ブラッシングの歯肉炎改善効果が、歯垢除去よりもマッサージによる歯肉の活性化によることを明らかにした」

これは歯科大のＨＰにリンクを貼っている論文から引用したものだ。一般の人が読めば、歯垢（バイオフィルム）除去よりも歯肉マッサージの方が、歯肉炎（歯周病の初期）の改善に効果的であると理解するだろう。

〝歯周病に歯肉マッサージが効く〟と歯医者が主張する理由を、弘岡院長が教えてくれた。

「マッサージされた歯肉は、肩こりが治るのと同じで、一見すると引き締まって健康になった、症状が改善したと〝錯覚〟してしまうのです。だから今でも、歯肉マッサージで歯周病は治ると主張する歯医者がいます。歯周病は歯を維持する組織の感染症なので、原因となっているバイオフィルムや歯石の除去こそが、基本的な歯周病治療です。ですから、歯肉マッサージで歯周病が治るということは、あり得ません」

つまり、歯肉マッサージの歯周病への効果は、印象や思い込みの可能性が高い。こんな話を信用していると、歯周病を進行させてしまい、完治できる治療機会を逃す可能性すらある。前述の論文を書いた歯科大教授に直接確認したところ、歯肉マッサージによる効果は、人間で確認されたものではなく、「イヌ」による臨床試験だったことを添えておきたい。

〝歯が抜けるのは、老化。入れ歯になるのは仕方がない〟と諦めている患者が多い、と太田歯科衛生士は指摘する。

「実は私の夫が、〝みんな歯周病になっているから、いずれ入れ歯になるんだよね〟と言っているのを聞いて驚きました。〝老化で歯が抜ける〟は、完全に思い込みであり、迷信です。この社会通念を変えることから取り組まなくてはなりません。歯周病は、しっかり治療すれば治りますし、七十代、八十代で、たくさん歯が残っている人は多いです。諦めずに、今からでも歯周病予防を心がけてください」

罠⑤「ハミガキ剤」を過信すると歯を失う

子供の虫歯が、「フッ素入り」ハミガキ剤の普及で劇的に減少したことは、客観的なデータが証明している。ただし、大人の歯周病に関しては、疑問が多い。

「歯槽膿漏・歯肉炎の予防に」「歯周病を予防する」「歯周病を防ぎ、知覚過敏をケア」。ドラッグストアの口腔ケア商品の棚には、こんなコピーをつけたハミガキ剤が、ずらりと並んでいる。価格が一〇〇〇円を超えるものも多い。漢方薬やハーブを配合したものから、なた豆、クマ笹、真っ黒なペーストの「ナスの黒焼き」という変わり種まである。一般的なハミガキ剤は三〇〇円前後の商品が多いので、金額に見合った〝効き目〟を誰しも期待するだろう。

いま、歯周病をターゲットにしたハミガキ剤の新製品が続々と発売されており、国内の出荷数は年間五・五億個を超えている（平成二十九年度・日本歯磨工業会調べ）。

こうした高機能性ハミガキ剤を〝過信して歯周病を悪化させる〟患者が目立つと、太田歯科衛生士は危惧する。

「患者さんに、歯周病予防などの高機能性ハミガキ剤を勧めたことはありません。そうした製品を使い続けて自己流のケアをした結果、歯周病を悪化させて来院する患者さんが時々おられるからです。中には、自覚症状が出てから二年間も、高いハミガキ剤を使った自己流ケアを続け、抜歯になってしまった患者さんもいました。

重要なのは、歯周ポケット内のプラークコントロールです。まず患者さんに自分でフロスやブラシでケアしてもらい、その後、歯周病治療の専門スキルを持った歯科医や歯科衛生士がSRPを行います。日々の継続的なプラークコントロールができない状態で、高いハミガキ剤を使っても意味はありません」

弘岡院長も、ハミガキ剤の効果を患者が過信していると指摘する。

「歯周病予防の殺菌効果は、一時的にあるかもしれませんが、歯周病自体をハミガキ剤で治すなんて、考えないほうが賢明です」

そもそも高機能を謳ったハミガキ剤の大半が、〝医薬部外品〟。規定の臨床試験で有効性を立証している医薬品とは異なり、期待できる効果は入浴剤や栄養ドリンクと同レベルであることを忘れてはいけない。

また、液体ハミガキや洗口液タイプも、歯周病予防を意識した新製品が次々と発売されている。「長時間殺菌コート」「朝まで原因菌の繁殖を抑制」などの効果をアピールしており、いかにもバイオフィルムに効きそうな感じがするが、奥田名誉教授は――

「液体ハミガキや洗口液に、一定の殺菌作用はあると思いますが、一時的なものでしょう。全部の歯周ポケットの面積を合わせると、ちょうど手のひらくらいの大きさになります。強い薬を使えば、そこに入り込んだバイオフィルムを全て殺菌することも可能かもしれませんが、口の中ということを考えると、安全性も重要です。過度な期待は禁物でしょう。液体ハミガキや洗口液は、デンタルフロス、歯ブラシ、歯間ブラシのケアのあくまで補助として考えてください。一番危ないのは、これでうがいをすれば大丈夫、と思い込むことです」

ハミガキ剤の中には、フッ素による虫歯の予防効果を高めるため、歯磨き後も軽くゆすぐ程度にして、フッ素成分を口中に残すことを推奨する製品も出ている。一方、日本では厚労省の規制で、医薬部外品の液体ハミガキや洗口液にフッ素の配合を禁じている。つまり、就寝前に最後の仕上げとして液体ハミガキや洗口液を使用すると、虫歯予防のフッ素を洗い流してしまうということになる。

歯ブラシでも同様に、歯周病予防を打ち出した製品が増えている。

〝極細の毛先が僅かな歯周ポケットの隙間に入り込み、プラークを掻き出す〟

こんなイメージを再現したテレビＣＭを見て、私も購入した経験があった。実際に、このようなことが可能なのか、弘岡院長に聞いてみると――

「歯周ポケットに歯ブラシの毛先が入るのは、せいぜい二ミリ程度。それに歯周病になるのは歯間部分なので、歯ブラシで掻き出すのは難しいでしょう。バイオフィルムを取るには、極細で柔らかい毛先よりも、スタンダードなコシのある毛先を勧めます。

ちなみに、歯ブラシの形状や使用期間などを比較した、海外の研究がありますが、ほとんど有意差はありませんでした。歯ブラシの種類を気にするよりも、歯間部に歯間ブラシを使用することを徹底した方が、歯周病予防には効果的です」

罠⑥　「学会が否定した治療」を行う有名医たち

現代医療は、「EBM（エビデンス・ベースド・メディスン）＝科学的根拠に基づいた医療」が基本である。エビデンスとは、多くの研究者や患者が参加して行う臨床試験の成績が論文として、第三者の専門家たちに評価されることだ。しかし、歯周病治療には、学会によってEBMがないとして否定されながら、実施されているものがある。

「パーフェクトペリオ」は、二〇〇五年に歯医者が開発した。宣伝されている内容は、まるで夢のような歯周病治療だと思わせる。

〝十秒間のうがいだけで、口中の強固なバイオフィルムを破壊、虫歯菌や歯周病菌のほぼ完全な殺菌が可能〟〝パーフェクトペリオを使ってSRPを行うと、重度の歯周病患者でも、外科的処置（フラップ手術）をせず短期間で完治〟

テレビ番組でも紹介され、開発した歯医者は一躍時の人となり、彼が独自開発したパーフェクトペリオの生成装置は、全国の歯科医院に売れたという。

しかし、日本歯周病学会から一枚のペーパーが出されて、状況は一変した。

「PPW（筆者注／パーフェクト・ペリオ・ウォーター）の歯周治療への応用については、研究途上の段階で科学的根拠が十分であるとはいえず、日本歯周病学会としては安全性や有効性について学術的な場で充分な討議が行われた後に、臨床に応用されるべきであると考える」（二〇一〇年五月付）

新しい治療法の場合、臨床試験によって有効性が確認されてから、多くの患者に使用するという手順が必要になる。理論的に正しいからといって、実際の患者に効果が出るとは限らないし、安全性と有効性が確認されていない治療は「人体実験」に等しい。

調べてみると、パーフェクト・ペリオ・ウォーターは、臨床試験の結果が明らかにされないまま、三〇〇〇もの歯科医院に市販されていた。

最近では、メディアで紹介されることもなく、表舞台から姿を消していた。しかし、取材中にある歯医者から「パーフェクトペリオの治療を受けたが、歯周病が治らないという患者が最近来ていた」と聞かされた。現在もパーフェクトペリオによる歯周病治療が、各地のクリニックで行われていたのである。

パーフェクトペリオのシステムは高価なので、減価償却するまで稼働させないと、歯医者にとっては大きな損失になる。テレビ番組などに頻繁に登場するある歯医者も、パーフェクトペリオを使った歯周病治療を今も実施しており、一回につき五万〜十五万円と高額な費用をとっている。しかも、何度も通わなければならない。

パーフェクトペリオは保険診療ではないので、歯医者によって治療費用を自由に設定できる。現状では、有効性が臨床試験で証明されていなくても、法律的には治療に使用することは制限されていないのだ。

パーフェクトペリオを詳しく知るために、開発者が拠点にしている、茨城県を訪ねた。テニスコート二面ほどの広い敷地に建つ、ガラス張りでモダンなデザインのクリニックは、欧米の研究所を彷彿とさせる。駐車場に一台だけ駐車していた、ポルシェのセダンが開発者の車なのだろう。

日に焼けて活力に溢れた開発者は、感じの良い男だった。自分の開発したパーフェクトペリオで多くの歯周病患者を治してきたとして、症例画像や顕微鏡画像を見せながら説明する。なぜ臨床試験で有効性を立証しないのか、と聞くと「臨床試験は終わっていたが、圧力をかけられて公表できない」という。

その真偽について関係者を取材したが、確認はできなかった。だが、本当に有効な治療法であれば、海外で臨床試験を行うことも可能であり、少なくとも関連学会などで治療成績を公表することはできるはずだ。高額な費用をとって医療行為を行う以上、データの開示は社会的な責任でもある。日本の歯科業界には、第三者の評価を受けないまま実施されている「独自の治療法」が、他にもたくさんあるので、注意していただきたい。

罠⑦「高額治療への誘導」に気をつけろ

歯周病に悩む元教師の女性（六十代）は、通院先の歯医者から、二つの選択肢を示されたという。

〈①とりあえず、いま困っていることを治したい〉

〈②困っていることを解決するだけでなく、一生歯を残していきたい。嫌なことは終わりにしたい〉

「先生は、〝どちらを選ぶか、あなたの自由選択です〟と言われました。当然、一生歯を残していきたいと思いますから、②を選びますよね。そうすると、『その日のうちに歯周病と入れ歯から解放される方法がある。それが、インプラントのオールオン4です』という説明をされました」

この女性は、歯医者の勧めに従って残っていた八本の歯を全て抜き、オールオン4というインプラント治療を受けることになった。これは四本のインプラントで、総入れ歯のような義歯を固定する方式である（次頁のイラスト参照）。本来は歯が全くない患者に適用される治療だ。

女性は、出産した頃から歯の悩みを抱えるようになった。いくつもの歯科医院に通院したが、五十代になると、歯周病や虫歯で六本の歯を失い、ブリッジや、部分入れ歯をつけていた。残りの歯も出血が続いていたので不安になり、本格的な治療を受けられるところをインターネットで探し始めた。もう歯を失いたくないという切迫した中で、目についたのが、「歯科治療の無料相談サイト」だった。

「その相談サイトの中で、患者たちの悩みに、とても親切に回答していたベテランの先生がいました。この人なら信頼できるだろうと思い、東京都内の歯科医院を訪ねてみると、スタッフの雰囲気が良くて、先生も〝あなたを健康にします〟と溌剌としていたんですね。決め手になったのは〝歯をできるだけ残す〟という先生のお考えと、カウンセリングでじっくり話を聞いてくれる姿勢です。今まで経験したことがない歯科医院でした」

女性は、月一回のペースで歯周病治療に通い、ＳＲＰと本格的な歯磨きを教えてもらって目から鱗が落ちる思いだった。出血もおさまり、この歯科医院をすっかり信頼するようになる。

そして半年後――

部分入れ歯が合わなくなり、歯医者に相談すると、切り出されたのが冒頭の話だった。

「オールオン４の費用は、全部で三五〇万円。目玉が飛び出るような金額です。これでも、十二本のインプラントを入れるより、四本のインプラントで十二本分の歯を支えるので、お得ですよって言われました。今から思うと、当時は私も五十代だから強気

オールオン4

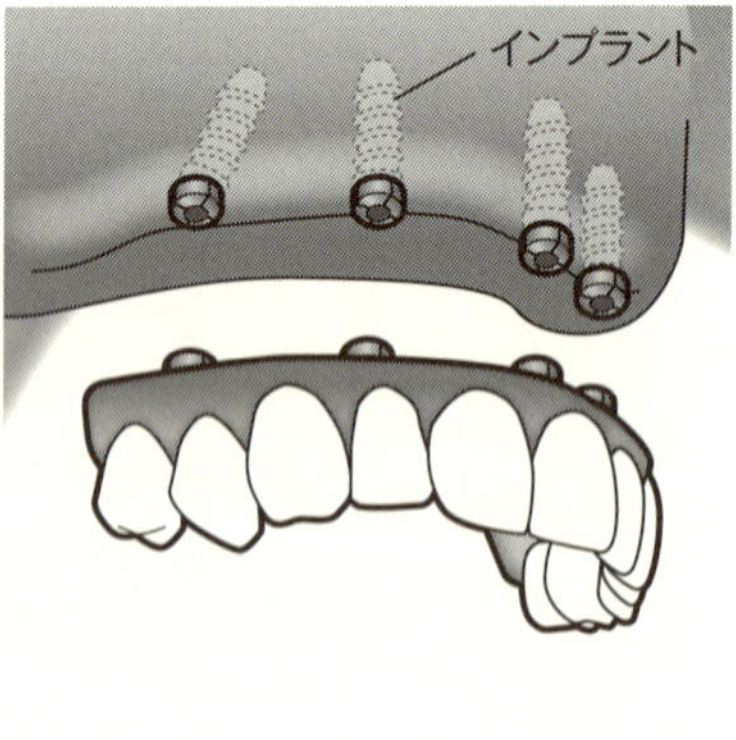

だったのですね。

それに一生持つと聞いたから、残りの人生が約三十年。計算してみると、一年間あたり十万円くらい。生涯、〝自分の歯で食べられる〟ということは、とても魅力的でしたから、その場で決めました」

インプラントを〝自分の歯〟と思い込ませるところに、この歯医者の良心を疑う。それに、インプラントのトラブルが起きても、基本的に保険は使えない（〝撤去〟のみ保険適用）。

女性にとってオールオン4は、思いのほか快適だった。しっかり噛めるので、食事が美味しい。趣味の合唱でも気にせず歌える。その後、女性は半年に一回は必ずこの歯科医院に通い、特にトラブルもなく経過していた。

問題に気づいたのは、手術から十年後である。

「鏡で口の中を見たら、オールオン4の人工歯が削れて、ネジのようなものが出ていました。驚きましたよ、一生持つと聞いて治療を決断しましたから。

慌てて先生に相談したら、〝そんなの当たり前です、タイヤと思ってください。毎日摩耗するんだから〟と説明されました。えー、そんなこと先生、言っていませんでしたよね、と思わず言い返したんですけど、〝インプラントは大丈夫なので、人工歯の部分だけを取り替えればいいですよ〟って。だけど、取り替えると簡単に言われても、一〇〇万円単位なわけです。頭がパニック状態になりました」

この歯科医院が女性に渡した「治療計画書」を見せてもらった。その一番下の部分には、八行にわたって約四〇〇文字が一つも句読点を打たずに記載されていた。あまり目にすることがない異様な文章だ。その中に、こんな一文が紛れていた。

「インプラントはリスクもあり　絶対成功する訳でも必ず一生持つものでもありません」

この歯科医院のホームページには、「歯周病・歯槽膿漏の治療はすい臓がんを予防できる」という、荒唐無稽な記載もあった。この歯医者が行った、オールオン4というインプラント治療は、十年経過しても特に問題がないし、女性自身も満足していたことは確かである。しかし、本来は歯周病の治療で歯を残すことが、女性の目的だった。第三者の冷静な目でみると、インプラントに誘導されて残っていた歯を抜かれたという見方もできるし、一種のマインドコントロールにかかっていた可能性もある。

コラム「あなたの歯を守るための基礎知識」

③歯周病編

●技術格差が大きい歯周病検査

・自覚症状がないままに歯周病は進行する
・歯周ポケット検査をしない歯医者、歯科衛生士が多い
・経験が浅いと歯周病の「見落とし」もある
・日本歯周病学会、日本臨床歯周病学会の専門医、指導医、認定歯科衛生士を選ぶ

●原因は「バイオフィルム」

・口中は「細菌の巣窟」＝「バイオフィルム」だらけ！
・「歯肉マッサージで治る」は間違い
・「バイオフィルム」の除去は歯科衛生士に相談！
・高機能ハミガキ剤を過信して悪化することも！

●初期の歯周病は「SRP」で治せる

・治療の基本は、歯周ポケットのプラーク、歯石の除去
・大半の患者は１ヶ月以内に効果が出る
・不誠実な治療で「歯を失う」人もいる！
・いつまでも長引く場合は、セカンドオピニオン

●重度の歯周病でも諦めない

・治療は歯周病専門医に！
・骨が溶けても再生療法もある（症状によって適応にならない場合もある）
・抜歯してインプラントに誘導する歯医者に注意
・タバコは歯周病リスクを高める。禁煙指導しない歯医者はNG

第4章 インプラントの闇と光

抜歯後の悩ましき選択

虫歯や歯周病を悪化させて、どうしても抜歯が避けられない時、「保険診療のみで治療」を希望すると、歯医者が示す治療は「ブリッジ」と「部分入れ歯」の二つ。「自費診療も検討する」と伝えると、「インプラント（人工歯根）」が加わることになる。

ここで気をつけたいのは、歯医者によって自分の専門分野である治療や、高額な治療に誘導する場合があること。特にインプラントは、手術のリスクなど、ネガティブな情報を伝えなかったり、過小に見せかける歯医者もいるので、各治療の特徴を整理しておきたい。

「ブリッジ」

利点：強く噛める。保険適用タイプは比較的安価。

欠点：両隣の歯を大きく削る。精度次第で〝負の連鎖〟になる。

「部分入れ歯」

利点：歯を削らない。保険適用タイプは比較的安価。

欠点：強く噛めない。外れる。食物が挟まる。洗浄が手間。

「インプラント」**利点**：強く噛める。天然歯と見た目が同じ。両隣の歯は削らない。
欠点：費用が高い。手術のリスクがある。完治までに時間を要することが多い。長期経過の予測が難しい。

「ブリッジ」は、抜歯した両隣の歯を支台にして、橋をかけるように「銀歯」などで繋ぐ治療法。保険診療では第一選択であり、抜歯以前とさほど変わらず、強く噛んで食事ができる。中高年世代なら、すでに口の中に入っている人も多いのではないだろうか。

一般に知られていないのが、ブリッジの支台となる両隣の歯は、細く小さく削り込まれることだ（イラスト参照）。

ブリッジ

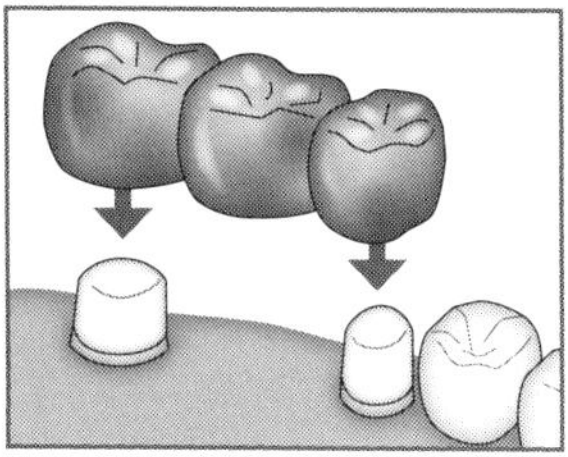

部分入れ歯

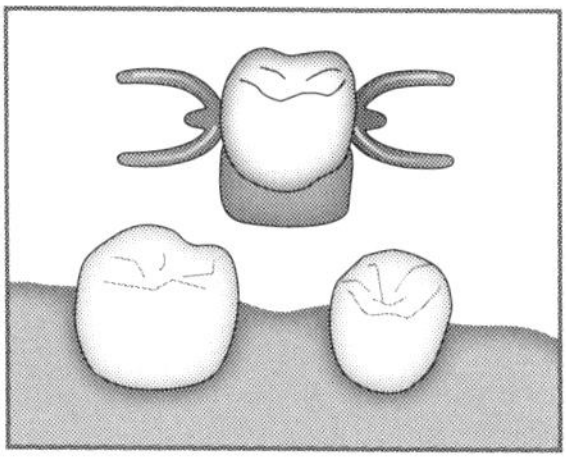

まるで折れた鉛筆の先端みたいに細い。それは、ブリッジの強度を保つ目的があるのだが、初めて見た時、私は唖然として言葉が出ないほど驚いた。

また、ぴったりしたブリッジが入れば、十年以上の使用にも耐えてくれるが、精度が低い場合、支台になっている歯と隙間ができて、二次カリエスになるリスクがある。すると、銀歯と同じような〝負の連鎖〟が始まり、結果として両隣の歯も失う可能性がある。また、清掃状態にもよるが歯周病に罹患するリスクも高い。

「部分入れ歯」は、金属製のバネを隣の歯に引っ掛けて固定する。隣の歯を削る必要はないが、バネで歯の表面を痛める場合もある。患者の歯型を元に製作するが、歯医者や歯科技工士の技術差が大きい。設計に問題がある、あるいは精度の低い部分入れ歯は、「痛い」「思いっきり噛めない」「食事中に外れてしまう」など不満が出てくる。

治療法とは言えないが、抜歯後に「何もしない」という選択肢もある。ただし、抜歯した隣の歯が倒れるなど、歯を失う連鎖の契機となる可能性もあるので注意が必要だ。

「インプラント（人工歯根）」は、顎の骨にチタン製のフィクスチャーと呼ばれる人工歯根を埋入、アバットメントという支台を装着した上に、人工歯を固定させて〝噛む機能〟

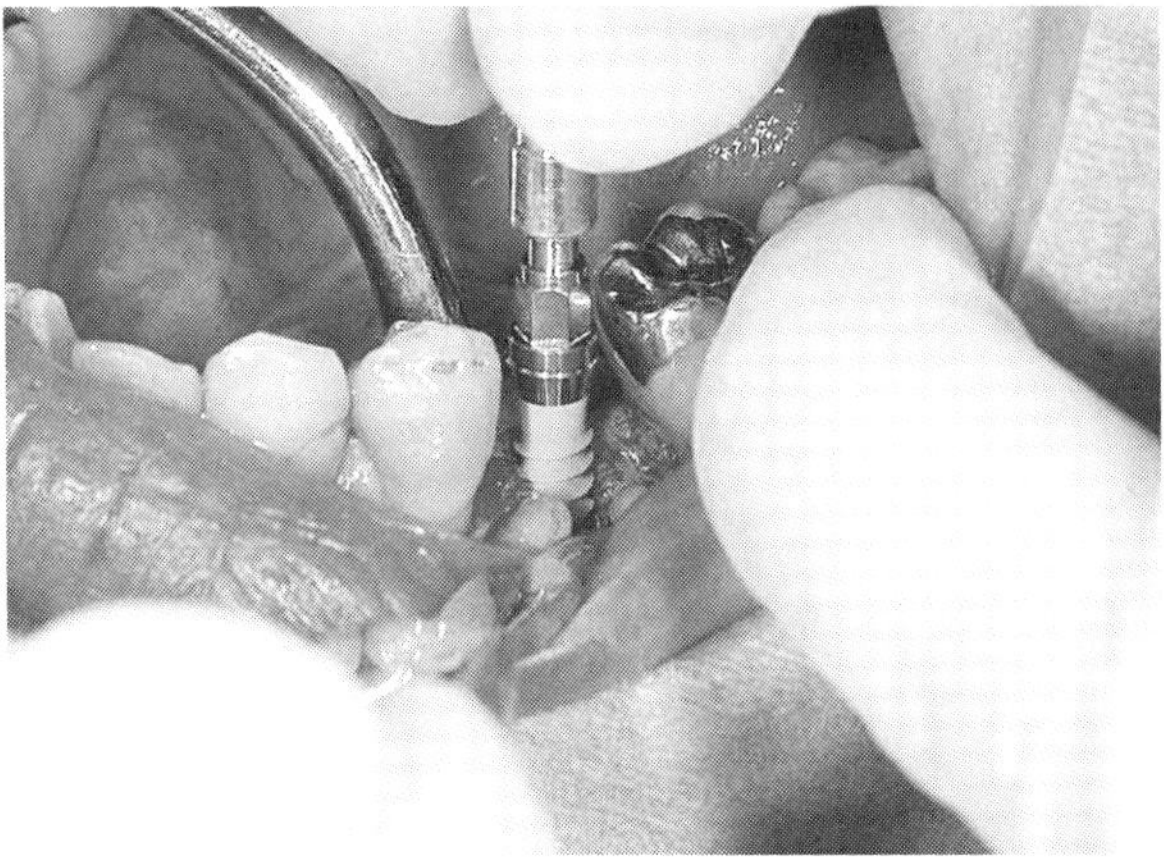

インプラントを埋入する手術の様子

を回復させる。外見上は、天然歯と見分けがつかず、入れ歯よりも強く噛める。日常の手入れは天然歯と同じように、ブラッシングやフロスで行う。

そのため、「第二の永久歯」と呼ばれたり、「失った歯を取り戻した」と勘違いしてしまう人もいるほど、インプラント治療の満足度は高い。保険適用外の自費診療なので、一本あたりの費用は十五万円から七十万円と高額であり、半年に一回程度の専門的なメンテナンスも必要となる（一回あたり五〇〇〇～一万五〇〇〇円）。

お恥ずかしいことだが、私自身も不摂生がたたり、歯を一本失ったところにインプラントを入れた。自分の歯のように強く噛めると実感しているし、十年以上が経つが、大きなトラブルもないので良い治療法だと感じている（私はインプラントメーカーや歯医者との利益相反は一切ない）。

ただし、これはインプラントがうまくいった場合の話だ。運悪く手術が失敗すると、患者は悲惨なことになる――

手術ミスで一生続く後遺症も

「右上奥歯のインプラント手術を受けた時、担当の先生から、耳鼻科を受診してくださいと言われませんでしたか？」

「耳鼻科？　いいえ、もう十八年も前ですが、特に言われた記憶はありませんけど」

患者の女性は、口腔外科医の質問に訝《いぶか》しげに答えた。インプラントの歯に問題があって、受診したわけではなかったからだ。

「実は、先ほど撮影したエックス線画像に、おかしなモノが写っていたんです。頬骨の裏側にある空洞に、インプラントが転がっていました。おそらく、十八年前の手術中に突き

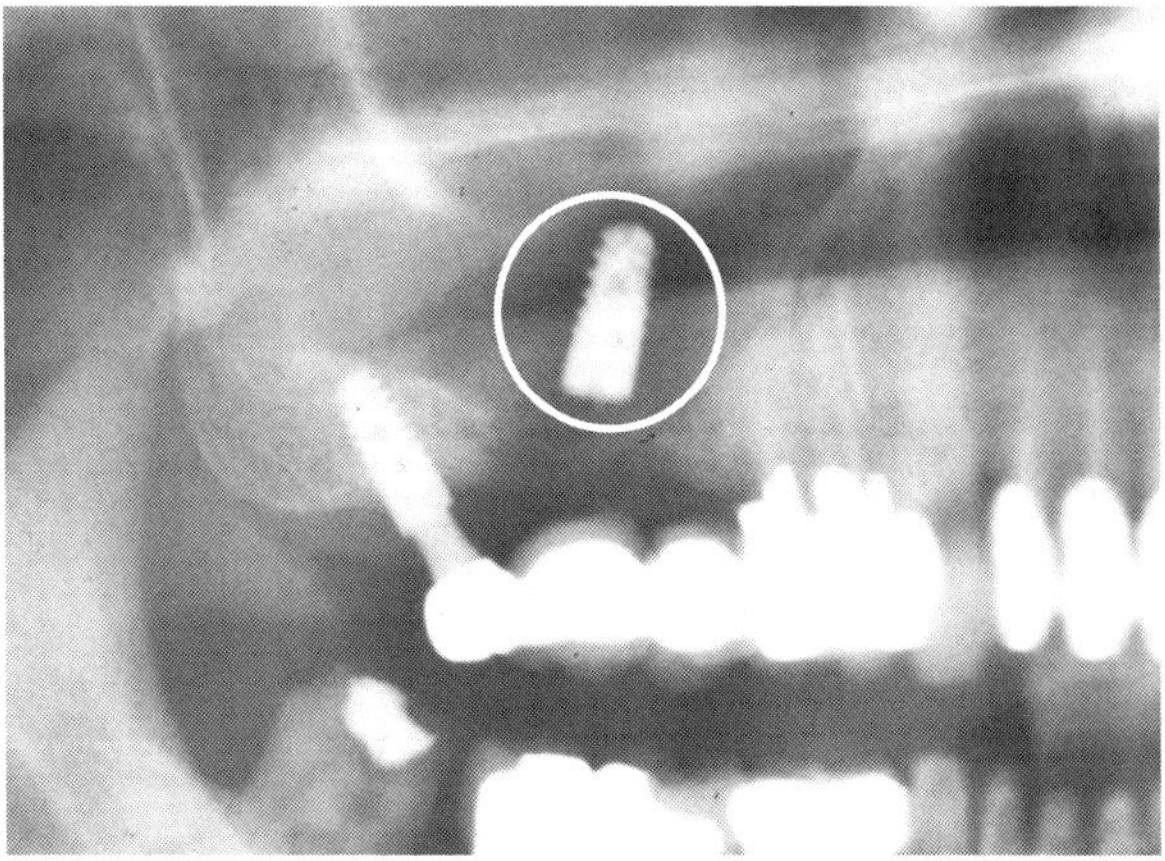

インプラントが上顎洞に突き抜けたケース（本文とは別）。この手術をした歯医者も、患者（60代女性）には伝えず、他院で発見された

抜けてしまい、入り込んだのでしょう。何か違和感がありませんでしたか？」

「ええ……特にありませんでしたけど。そんなのって、あるんですか……」


これは、ある大学病院の口腔外科で実際にあったやり取りである。上の歯と接している上顎洞（副鼻腔）に、インプラントが突き抜けて入り込んでしまう手術ミスは、珍しくない。患者によっては、骨の厚さが一センチにも満たない場合があるからだ。

手術ミスが起きた場合は、耳鼻科か口腔外科に依頼して、インプラントを除去してもらうのが常識的な対応だが、手術を担当した歯医者は、患者に手術ミスを伝えなかった。そして、貫通した孔を塞ぐように、別のインプラントを埋入。口腔外科で偶然発見されなければ、そのまま一生隠し通すつもりだったのだろう。

インプラント治療は、他の歯科治療とは次元の異なる高いスキルを要する。しかし、日本では歯科医師免許があれば、誰でもインプラント手術が可能で、未熟な歯医者のトラブルが続出。一部の歯医者によるモラルを欠いた対応に、患者が振り回されている。

五十代男性（東京都在住）は、インプラントの手術ミスを指摘したところ、歯医者から予想外の逆襲を受けた。

「十年ほど前、上顎両方の奥歯が、重度の歯周病になって、グラグラ揺れるようになり、かかりつけの歯医者から、抜歯が必要と言われてインプラント治療を受けることにしました。天然の歯と区別がつかないと聞いたからです」

かかりつけの歯医者はインプラントをやっていなかったので、インターネットで〝経験豊富〟と宣伝していた都内の歯科医院を見つけて、訪ねてみた。すると、すぐ翌週にインプラント手術をすることになったという。

通常、インプラントの手術を受ける場合には、画像診断、手術計画の作成、歯周病治療など、事前準備に四〜五回の通院が必要となる。さらに、持病などがあると医科の主治医と情報共有を行うなどの時間も必要で、いきなり翌週に手術をするのは無理がある。

こうした事情を知らないまま、男性は三回に分けて手術を受けて、上顎左右の奥歯に各二本、前歯に一本のインプラントが埋入された。合計五本分の手術費用は、約一五〇万円。

手術の翌日は、口の中が大きく腫れ上がり、激痛で動くこともできず、四日間仕事を休むことになった。それでも数ヶ月経つと、激しい痛みは治まり、インプラントを入れた奥歯でしっかり噛めるようになったので、男性は納得していた。

手術から六年後、異変が起きた――

「ひどい頭痛が頻繁に起きて、鼻の奥からは魚の腐ったような悪臭がするようになりました。大学病院の耳鼻科で頭部のCT画像を撮影したところ、〝左右の上顎洞（副鼻腔）に、インプラントが突き抜けて強い炎症が起きています〟と診断されました。驚きましたよ。歯医者から手術は成功した、と言われていましたから」

男性は、手術で両奥歯のインプラント四本を抜いたあと、事情を聞くために歯医者を訪ねたところ、予想外の言葉が返ってきた。

「インプラントが副鼻腔に突き抜けていても、問題ありません。よくあることです」

歯医者は平然とこう言い放ち、一方的に話を切り上げて男性を追い返した。納得がいかない男性が食い下がったところ、歯医者は予想外の行動をとった。民事裁判で男性を訴えたのである。抗議する意欲を失わせる〝スラップ訴訟〟だった。

インプラントは、上顎の骨の中で固定されるのが正しい術式であり、厚さが足りない場合は、骨造成などを行う。手術後に激しい痛みに襲われたことから分かるように、上顎洞にインプラントが突き抜けた状態は、極めて感染リスクが高い。男性は、インプラントを抜く手術費用などに五十万円、インプラント手術にかかった費用を合わせると、合計二〇〇万円を無駄にした。

「その歯医者に対しては、怒りというより無力感ですね。複雑な気持ちです。上の両奥歯は、インプラントを抜いたままなので、今も歯抜け状態ですよ。硬いものを噛む時は、本当に不便だと感じています……」

玉石混交の実態

東京医科歯科大学・歯学部附属病院の七階にある、インプラント外来。

春日井昇平教授によると、ここを初診で訪れる患者の五人に一人は、他院でのインプラント手術によるトラブルを抱えてきた患者だという。

「インプラントを入れたのに、痛くて噛めない。インプラントが折れた、抜け落ちたとか。それを手術した歯科医に伝えても対応してもらえない、という患者さんが来ますね。インプラント周囲炎という、歯周病に似た症状も増えています。

一番悲惨なケースは〝神経損傷〟です。神経は束になっているので一部が切れている場合なら繋いで回復することもありますが、完全に切れてしまったら、今の技術で繋ぐのは難しい」

インプラント治療のトラブルに対応している大学病院など、七十九施設を対象にした調査（日本顎顔面インプラント学会・学術委員会）によると、インプラント手術の重篤なトラブル症例が、三年間で四二一件あった。

最も多かったのが、「神経損傷」の一五八件（三七・五％）。その大半が下顎を通る下歯槽神経を損傷したケースで、顔面に「痺れ」「疼痛」が慢性的に起こり、会話や食事が困難になる等、後遺症が長期間にわたって続く。こうしたトラブルが起きた時の、一部の歯医者の対応に、春日井教授は疑問を抱いていた。

「人間が行う手術だから、間違いは起きます。問題なのは手術をした歯科医が、何もフォローせず、うやむやにしたり、ごまかしていることです。それで、どうしていいか分からず、苦しんでいる患者さんが多い。手術をした歯科医の紹介状を持って、この病院に訪ねてくる患者さんは、きわめて稀です」

合併症に苦しむ患者を放置する。その無責任な姿勢は、歯科業界の体質なのだろうか。ネガティブな部分だけにフォーカスすると、インプラント治療はリスクばかりで意味がないものに見えてしまう。

その治療が本当に価値あるものなのか、確かめる方法がある。「歯科医が自分の家族にも選択しているかどうか」——春日井教授に聞いてみた。

「僕は母親にインプラントを入れましたよ、いい治療法だからです。ただし、患者それぞれのケースで全部違うから、必ずしもインプラントがベストな選択とは限りません」

インプラント治療を行うには、様々な専門性が問われる。手術に必要な口腔外科学、人工歯などで噛む機能を回復させる補綴《ほてつ》学、神経や血管の複雑な構造を熟知した解剖学、インプラントが骨に固着する組織学、この他に免疫学、組織学、病理学、材料学、生体力学など。これだけの分野に長《た》けた知識と、積み重ねた技術を備えた歯医者だけに許されるのが、本来のインプラント治療だ。

しかし、日本では特別な資格審査もなく、歯医者なら誰でもインプラント治療が可能なため、未熟な者も参入する〝玉石混交〟状態になっている。厄介なことに、ホームページでは誰もが「我こそがインプラントの名医」だと主張しているので、〝本物〟を見分けるのはとても難しい。

厚労省の調査によると、二〇〇三年に約五十八万本だったインプラントの販売数は、十年間で約一一六万本と倍増。全国六万七〇〇〇件の歯科診療所のうち、約二割がインプラント治療を実施するようになった（平成二十三年医療施設調査）。

国民皆保険制度の中で、歯科治療の診療報酬は、医科よりもかなり低く抑制され、追い討ちをかけるように虫歯患者が以前より激減している。自費診療で高い治療費を設定できる〝金のなる木〟として、インプラント治療に歯医者たちが飛びついたのは必然だった。

ただし、インプラント治療が日本に導入されたのは、歯医者が儲けるためではない。「入れ歯では、自分の歯のように噛めない」と患者に言われた一人の男の探究心が、きっかけだった――

ウサギの骨とチタンの「結合」

インプラント治療は一九四〇年代初頭、顎の骨に沿った金属の大きなフレームを骨内に埋めこむ方式で始まった。その後、様々なタイプのインプラント治療が試行錯誤を重ねて、一九七〇年代には、厚さ一ミリ前後の板状のブレード式インプラントが登場する。日本メーカーも参入して、京セラが一九七五年にセラミックス（人工サファイヤ）のインプラントを開発、住友化学がこれに続いた。

しかし、ブレード式インプラントは、臨床試験で有効性や安全性を十分に確かめないまま、患者に使用されたため、〝揺れて噛めない〟〝脱落〟などのトラブルが続出。各大学の口腔外科が、後始末に追われ、「ブレード式インプラントは欠陥治療」の烙印が押された。

この当時、東京歯科大学で入れ歯を専門とする補綴医として、診療にあたっていた小宮山彌太郎は、ある患者から声をかけられた。


「いくつも入れ歯を持っていますが、小宮山先生が作ったものが一番です」

「ありがとうございます」

「でも自分の歯とは、やっぱり違いますね。どんなに良い入れ歯でも——」


患者が何気無く漏らした、偽らざる本音。それが小宮山の人生を変えた。患者の顎にぴったりと合った完璧な入れ歯でも、自分の歯で噛む感覚には、どうしても及ばない。

新しい治療法を探し始めた小宮山は、インプラントを有力な候補と考えて、当時、注目を集めていたセラミックス製インプラントの症例を徹底的に調べ始める。しかし、このタイプは構造や素材に問題があり、生体組織に対する基礎的研究と長期にわたる臨床成績に乏しいことが分かった。

そんな時、小宮山の目に留まったのが、当時、スウェーデン王立イエテボリ大学のブローネマルク博士が進めていた、チタン製インプラントの臨床試験の論文だった。一九六二年に、解剖学を専門とする整形外科医のブローネマルク博士は、ウサギの骨に生体顕微鏡用のチタン製器具（チャンバー）を取り付けて血流を観察していた。数ヶ月後、このチタン製器具を取り外そうとしたところ、骨と完全に結合していることを発見する。

ブローネマルク博士は、この現象を「オッセオインテグレーション」と命名、基礎実験を重ねたのち、一九六五年から歯科治療用にチタン製インプラントの臨床試験を行っていた。

一九八〇年、小宮山はイエテボリ大学に留学して、ブローネマルク博士の直弟子として、約三年間にわたりインプラントの臨床と研究に従事する。チタンと骨が細胞レベルで結合する「オッセオインテグレーテッド・インプラント」は、十七年間という歳月をかけて臨床試験を行い、人体に拒絶反応が出ないと確認されて、世界標準のインプラントとして世に送り出された。帰国した小宮山は、東京歯科大学に戻って日本に初めて「オッセオインテグレーテッド・インプラント」を伝える役割を担ったのである。

その後、開業した歯科医たちがインプラント治療を学べる、開放型クリニックが必要と感じた小宮山は、一九九〇年にブローネマルク・オッセオインテグレイション・センターを東京都内に設立。現在も、自らインプラント手術を行いながら、全国から集まる歯科医たちの指導にあたっている。

「日本のインプラント治療の父」「レジェンド」などと呼ばれ、日本中の歯科医たちから尊敬を集めている小宮山彌太郎が、荒廃する日本のインプラント治療の実状をどう考えているだろうか。

直接話を聞きたいと思い、連絡を取ってみると、意外にも取材を受けると返答があった。

モラル崩壊の実態

二〇一六年、夏——

皇居の西側、英国大使館などが並ぶ一角にある、小宮山彌太郎のクリニックを編集者・濱田顕司と共に訪ねた。受付ロビーは、北欧住宅のリビングのような雰囲気で、壁には巨大なブローネマルク博士のパネルが掲げられている。

出迎えてくれた小宮山は、インプラント治療の最高峰に君臨する歯科医とは思えないほど、柔和で温かみのある謙虚な人だった。だがすぐに、その柔らかい物腰とは対照的な、深い翳を落とした眼が、全く笑っていないことに気づいた。

歯科医という職業を冒涜する者たちに対して、静かな怒りを溜めているのか。身を引き締めてインタビューを始めようとすると、小宮山が先にこう切り出した。

「あなたが書いた週刊ポストの記事を歯科治療のバッシングだと怒っている人もいますが、私はそう思ってはいません。むしろ、患者さんが歯科治療のことを知って、賢くなるいい機会だと考えています。それに問題がある一部の歯科医師も、報道によって自重するでしょう。お互いにとって、いいことです。記事の一部に同意できない内容もありましたが」

この頃、私は『やってはいけない歯科治療』と題した週刊ポストの連載で、ズサンなインプラント治療や、感染予防に消極的な実態を取り上げて、批判する記事を書いていた。これに対して、非難や抗議が相次ぎ、日本中の歯医者を敵に回していた感があった。こうした状況を知りながら、小宮山は私の報道に賛同しているという。

「専門的な技術や知識を身につけないまま、インプラント手術をやって失敗している歯科医がいます。全体から見ると、一握りかもしれませんが、悪貨が良貨を駆逐するがごとく、インプラント治療全体の信頼を損ねています。

実際に、残せる歯が抜かれてインプラントにされた患者を見てきました。それは医療ではありません。例えば、オールオン4（122頁イラスト参照）をやっている歯科医の一部は〝患者の歯より、インプラントのほうが長く持つ〟と主張していますが、私は違うと思います。歯科医は、まず天然歯を残すことを第一に考えるべきで、治療の一選択肢であるインプラントありきの治療計画で歯を抜くなど、絶対にあってはなりません」

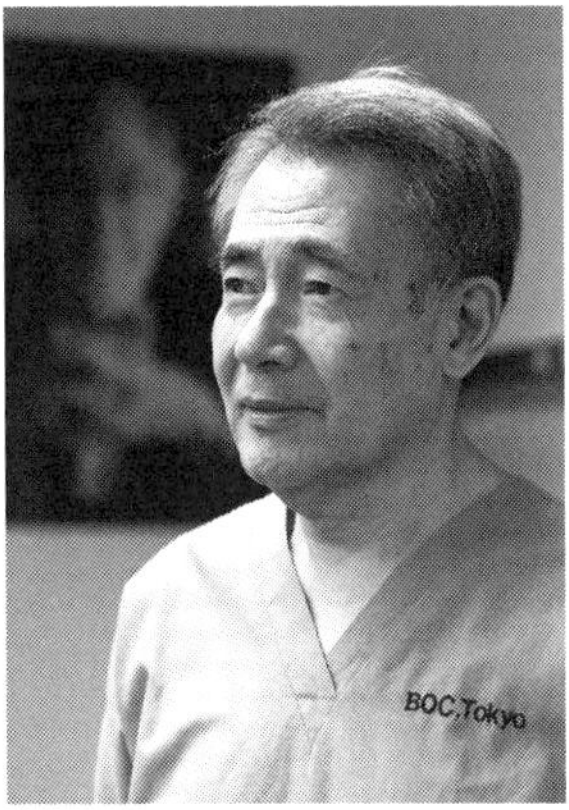

小宮山彌太郎　ブローネマルク・オッセオインテグレイション・センター院長

日本の歯科治療には、不可解なことが多い。その一つが「抜歯」の判断基準が曖昧で、各歯医者やクリニックの方針に委ねられていることだ。

「戦略的抜歯」という言葉がある。これは、今すぐに抜歯する必要性がなくても、再治療を繰り返すと予想されたり、長期的に保存が難しいという理由で、歯を抜くことを指す。

インプラント治療を得意とする歯医者の中には「戦略的抜歯」と説明して、残った天然歯を抜くことを勧めている者もいる。第3章で書いた元教師の女性も、そうした歯医者から治療を受けた一人だ。

疑り深いかもしれないが、「戦略的抜歯」を患者のためではなく、インプラント治療による利益のために勧める場合もあるのではないか、と小宮山に聞いた。

「強い感染が起きている天然歯を残すことで、他の歯に悪影響が出るケースもあるので、抜歯を検討した方がいい場合もあります。もし、少しでも疑問や納得がいかない点があれば、セカンドオピニオンを受けることをお勧めします。これは患者の権利として認められているので、ちゃんとした歯科医なら、レントゲン画像などの資料を提供するはずです。

後に重大なトラブルを起こした歯科医は、ある集まりで自慢気にこんなことを言っていたそうです。

『患者を逃がさないコツは、早く金を振り込ませて、早くインプラントを埋めること』

この言葉を聞いて私は怒りを覚えました。インプラント治療は、一刻を争って決断する必要性は全くありません。すぐに手術した方がいいと急《せ》かす歯科医や、資料の提供を拒否する歯科医は、自分の利益のために抜歯やインプラント治療に誘導している可能性があります」

セカンドオピニオンを申し出ることによって、歯医者との関係性が壊れる可能性を恐れて言い出せない人もいるかもしれない。だが、歯医者がへそを曲げて関係性が壊れたなら、患者の意向よりも自分のプライドを優先させる人間だということだ。抜かれた歯は、二度と戻ってこないのだから、遠慮は無用だと考えてほしい。

この点を強調したいのは、倫理的にも許されない手法でインプラント治療に誘導する歯医者がいることを、小宮山から聞いたからだ。

「抜歯の時に麻酔で患者を眠らせて、承諾もなしに勝手にインプラントを埋めてしまい、目が覚めてから『インプラントを埋めておきました』と告げるわけです。

中にはそれで治療費を払う患者もいるし、そんな約束はしていないから嫌だと言い出す患者に対しては、インプラントを撤去する。そしてメーカーには、『脱落した』と報告書を出して、タダで新品と交換する。こんな方法を使って、インプラントの患者を増やしているこことを耳にしたこともあります。そこまで、地に堕ちているということです」

「お手軽タイプ」の落とし穴

インプラント治療を検討している人にとっては、高い治療費に見合うだけの〝長期使用〟が可能かという点も重要になってくる。

インプラントを手がけるクリニックのホームページで『残存率十年：九十二〜九十五%』という数字を紹介しているところを見かけるが、これは二〇〇二年に公表された、日本歯科大学新潟生命歯学部の渡邉文彦教授（日本口腔インプラント学会・理事長）らによる調査データである。

他のインプラント残存率に関する研究でも『十年で九割以上』となっているが、これを一般的な歯医者の治療成績とするのは疑問だ。ほとんど治療経験がないまま手術に臨んでいるケースと、数十年の経験を経ているケースが同じであるはずがない。

また、インプラント治療の成否を大きく左右するものとして、使用するインプラントのメーカーや構造がある。

国内外一〇〇社以上あるメーカーの中で、スウェーデンのノーベル・バイオケア社、アストラテック社（いずれも現在はアメリカの資本）、アメリカのジマー社、スイスのストローマン社が、四大トップメーカーと言われている。日本や韓国やイスラエルのメーカーは、比較的低価格の製品が多い。

インプラント業界に語り継がれているエピソードがある。スウェーデンのノーベル・バイオケア社には、あのブローネマルク博士が、品質管理や教育などに深く関与していたこともあり、厳格な取引先基準があった。たとえ歯医者が購入を希望しても、ノーベル社が定めるインプラント手術の症例数や、手術室の整備、感染予防などをクリアしないと取り引きに応じなかったという。

だから当時は、ノーベル社のインプラントを使用していることが、信用保証となった。取引先基準に合格できなかった歯医者は、時代遅れとなったブレード式インプラントを九〇年代まで使い続けたという話もある。その後、ノーベル社の経営母体が変わり、厳格な取引先基準は消えて、伝説だけが残った。

インプラントの構造には、「ワンピース型」と「ツーピース型」の二つがある。各社がメリットを強調しているが、臨床現場の評価を小宮山に聞いてみた。

「インプラント治療の結果は〝最善か、無か〟どちらかしかありません。良ければずっと長く使えるし、何か手を抜くと無になってしまう。ある意味では怖いシステムです。

インプラント治療を成功させるには、ハードとソフトの両方が重要となります。

ハード、つまりインプラント自体は、多くのメーカーから、様々な形状、材質のものが流通していますが、中には構造や精度、衛生管理に問題がある製品があります。『材質』『表面形状』『構造』の意味をよく分からないまま選んでいる歯科医もいます」

小宮山が指摘する〝問題がある製品〟とは――

インプラント治療を専門に手がける歯医者が、〝撤去〟したインプラントの山を見せてくれたことがある（左画像参照）。他院で手術した後に、ぐらぐらと揺れるため、やむなく撤去したインプラントの大半が「ワンピース型」の構造で、表面がコーティングされているタイプだった。拡大して見ると、そのコーティングが剥がれているものも多い。

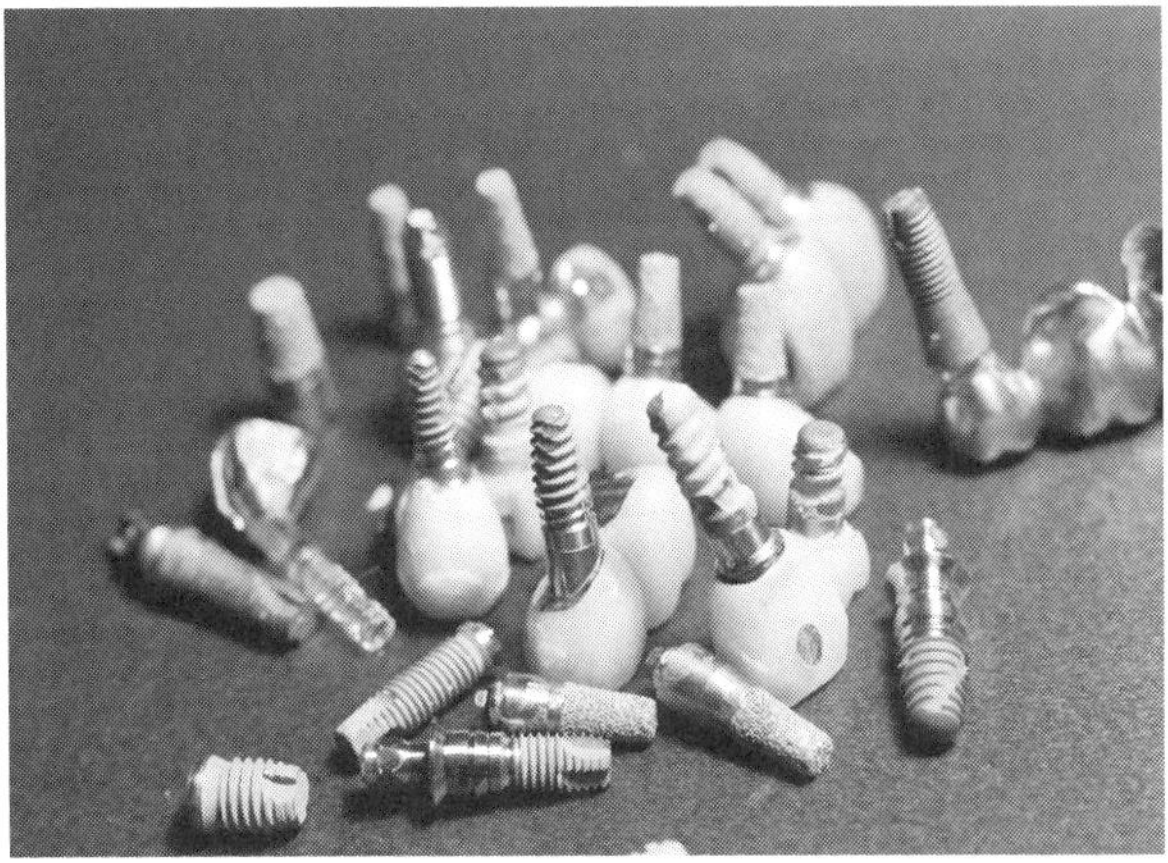
撤去、脱落したインプラント

ワンピース型の特徴について、製造販売元の一つA社は、「手術が一回で完了するので、時間と治療期間が短縮できる、テクニカルエラーとコストも軽減可能」と説明する。

さらに「ハイドロキシアパタイト」のコーティングで、「迅速かつ強固な骨結合が可能、手術時間が一本十～十五分程度（麻酔の時間を除く）、業界最短の治癒期間」と利点をアピール。要約すると、『早く、簡単、安い』。

インプラント手術初心者の歯医者は、このコンセプトに魅力を感じるのだろう。同社のユーザーサポートには、実に初々しい質問が寄せられている。

「インプラント植立歴は1本、インプラント治療も今年始めたばかりです」

「今回が初植立です。右下臼歯部への植立を考えておりますが……」

これでは患者が練習台になっているに等しい。リスクを承知で練習台になろうという殊勝な精神の持ち主なら別だが、私なら絶対に遠慮したい。

一方、小宮山が日本に紹介した、世界標準のオッセオインテグレーションを示すシステムの基本構造は、「ツーピース型」。

フィクスチャーと呼ばれるチタン製インプラントと、人工歯を固定するアバットメント（連結部）が独立しており、発売当初の表面は滑らかな「マシンサーフェイス（機械仕上げ）」だった。ツーピース型は、二回に分けて手術が行われ、フィクスチャーを埋め込んでから骨と結合するまで、三〜六ヶ月の時間が必要となる。こちらは『遅く、面倒、高い』。ワンピース型とすべてが対照的だ。

消費者心理的には、一般に早くて安いほうが好まれる。これを医学的な観点から見ると、二つの構造はどのような違いがあるのか、小宮山に解説してもらった。

「一番大事なことは、インプラント本体が骨とガッチリ付いた、オッセオインテグレーシヨンと、そのような状態を呈するフィクスチャー本体です。
ワンピース型は、過大な力が加わった時、フィクスチャーに直接負荷がかかる構造ですから、最悪の場合、フィクスチャー本体が壊れたり、骨との結合がなくなって、撤去しなければなりません。ワンピース型を、経験の浅いインプラント初心者の歯科医に勧めている人がいますが、私は反対です。ワンピース型は埋入した後に、角度の微調整などが利かないので、本当は難しいからです。

インプラントの2タイプ

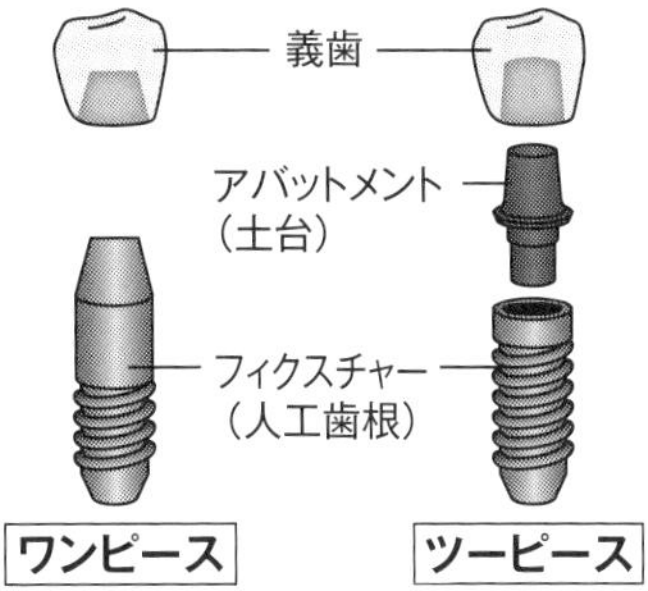

これに対してツーピース型は、過大な力に対してアバットメントが安全弁として壊れ、一番大事な部品であるフィクスチャーを守ります。もちろん、アバットメントを交換すれば、元通りに使用できますし、角度の微調整も可能です。骨と固着するまでの時間や、手術が二度にわたるとしても、長い目で見て判断することが大切です」
インプラントの構造で、もう一つ重要な点が、高齢者

になった時のリスクである。認知症になって自分で歯の手入れができず、天然歯がすべて抜け落ちてインプラントだけが残る、という状況が問題になっているのだ。

「私が相談を受けた、介護施設に入っている認知症の高齢者は、歯の部分が取れてなくなってしまいワンピース型の土台だけが二本飛び出して、反対側の歯茎を突き刺してしまい、血みどろになっていました。

申し訳ないけど、多量の冷却水を注水しながら、患者を押さえつけて、火花を散らし、ワンピース型の上部をカットする。これが医療と呼べるでしょうか。ツーピース型なら、アバットメントを外すだけで解決できるので、こんな悲惨なことは起きません。目先のことしか考えていないのが、ワンピース型です」

最近のインプラントは、A社のワンピース型に限らず、表面をハイドロキシアパタイトでコーティングしたり、粗面処理をした製品になっている。この加工によって、インプラントが骨と結合する期間を、三分の一に短縮したとメーカーは宣伝している。

これ自体は良いことなのではないか、と小宮山に投げかけると、目の翳が深みを帯びた。

「確かにインプラントのコーティングや粗面加工によって、骨の状態が悪くても、あるいは歯科医の手術に多少問題があっても、短期間でガッチリと骨と結合するようになりました。そのほうが、歯科医も、患者さんも喜びます。

そして十年、二十年経って、いま何が起きているか。元来の機械仕上げのインプラントでは、ほとんど起きていなかった〝インプラント周囲炎〟が顕著になっています。コーティングや粗面加工で、骨だけでなく、細菌も付着しやすくなったからでしょう。インプラント周囲炎が一気に進行して、骨吸収（骨が溶ける状態）が起き、最終的にはインプラントを撤去するケースが増えています。

〝足元が楽なものは、遠くに行くと問題を起こす〟。最近のインプラントを見ていると、原点回帰の必要性を感じています」

神は細部に宿るという。インプラントの素材、表面加工、構造、その全てに理由がある。インプラント初心者の歯医者が手軽に使用できる製品は、患者のことよりも歯医者の利便性を優先して設計されているのではないだろうか。

外科手術レベルの感染予防

小宮山彌太郎のインプラント手術は、最短でも一週間前、場合によっては数ヶ月前から準備が始まっている。インプラント手術の適用となる患者は、事故の場合を除いて、重度の虫歯や歯周病が原因で抜歯になっているため、まず問題のある歯の治療を行い、ディープスケーリングと呼ばれる徹底した口腔内の清掃が必要になる。これを丁寧に行わないと感染リスクがあり、インプラントの脱落などに繋がるからだ。この過程を省いて、抜歯とインプラント手術まで一日で行うクリニックが増えているが、手軽さと引き換えにリスクを負うのは、患者自身となる。

糖尿病、骨粗しょう症、高血圧などの疾患を抱えていたり、ビスフォスフォネート系薬剤や抗血栓薬剤などを服用している人は、インプラント手術のリスクが高い。よって、患者の全身状態を把握している、医科の主治医との連携が欠かせない。

事前にレントゲンやCT撮影を行い、骨の状態などを把握して、埋め込むフィクスチャー（人工歯根）の長さを決めるなど、綿密なインプラント治療の計画を立てる。

重篤な合併症である「神経損傷」は、手術中にドリルで下穴を開ける際に発生する。そのため、CTで立体的に神経の位置などを確認、リスクを回避する。最近はコンピューター解析で、適切なインプラントのサイズや埋入位置を決めることも可能になった。

ブローネマルク・オッセオインテグレイション・センターには、インプラント専用の手術室があり、外科手術レベルの厳密な感染予防が行われている。手が触れる部分は全てラッピングし、手術に使用するものは全て「清潔」、それ以外は「不潔」と完全に分けるやり方。グローブや術着はすべて、手術用を使用する。

徹底してこだわる理由は、「感染」がインプラント治療の成否に大きく影響するからだ。

「インプラントと骨がガッチリ結合する、オッセオインテグレーションを獲得するには、清潔な状態と丁寧な手術が大事です。手術では歯肉を開いて骨を出しますので、歯肉を縫い合わせる糸の選択、縫う場所の選択も重要です。一つでも感染のきっかけを作ると、手術直後から炎症を起こします」

この開放型クリニックで、小宮山が特に力を入れて教えるのも、「感染予防の重要性」。

動画サイトには、手術用ではないグローブを装着してインプラント手術をしたり、カーディガンを着た女性スタッフが手術の介助をするなどの映像が投稿されている。これを見た、ある外科医が、小宮山に対して危機感を訴えたという。

ツーピース型インプラントの手術は「二回法」と呼ばれる方式で行う。

最初に歯肉を切開して、顎の骨に直接ドリルで穴を開けるが、発生する摩擦熱で骨が火傷すると、インプラントと結合しない。そのため、水で冷却しながら慎重に進める。

そして、フィクスチャー（インプラント本体）を埋入するが、この日、小宮山は患者の骨の状態を確かめて、事前に予定していたサイズから変更した。実際に切開してみると、CT画像で予測していた状態とは、異なるケースもあるという。

フィクスチャーを顎の骨に埋入すると、歯肉を縫合して手術は終了。驚くほど出血量が少ないのが印象的だった。

フィクスチャーはボルトの形状をしているものが多い。初期にはその形状により骨に固定されるが、その後にチタン素材の表面が細胞レベルで結合する。そのため、顎の骨に埋め込んでから三〜六ヶ月間ほど時間を置く。

数ヶ月後、エックス線でオッセオインテグレーション（骨との結合）を確認したら、再び歯肉を切開して、フィクスチャーにアバットメント（粘膜を貫通する部品）を装着。そして印象（＝歯型をとる作業）を行って人工歯を製作し、数日後に固定する。

固定方法は、「セメント」と「スクリュー」の二つあり、「セメント」は見た目がきれいに仕上がり簡単で、噛み合わせの微調整ができる。ただし、人工歯が壊れた場合などには交換が難しい。一方、「スクリュー」は、ネジで固定するため、人工歯にネジ穴が必要となるが（締め付け後、レジンで塞ぐ）、欠けたり壊れたりしても簡単に交換できる。ただし、セメントのように微調整は利かないので、きわめて高い精度が求められる。小宮山が選ぶのは、後者だ。

インプラント治療に懐疑的な歯医者は、意外に多い。「神経損傷など、手術の合併症リスクがメリットを上回る」「骨とインプラントが直接結合しているため、衝撃が脳に響いて悪影響を及ぼす」「長期的な予後（耐久性）がまだ不明確」といった理由が挙げられている。中には、男性の性機能障害が起きるという珍説まである。

天然歯の根の部分は「歯根膜」という組織で覆われて骨と結合しており、これがクッションの役割を果たしているのは事実だ。ただし、インプラントが直接骨と結合しているため、脳に悪影響が出ていることを科学的に立証したデータはなく、仮説の域を出ない。性機能障害などは論外で、一部の歯医者による〝想像の産物〟でしかない。

「歯根膜の有無については、臨床的に私自身が行った実験でも、脳へのダメージはまったく問題ありませんでした。むしろ、噛んだ刺激で脳の血流量が増して、活性化することが立証されているので、適切なインプラント治療は、患者のＱＯＬ（生活の質）の向上とその維持に貢献できます。

今、インプラント治療をして、二十年以上経過した症例が増えて、私の患者でも三十年を超す方がいます。長期間インプラントを使う上で、最大の課題は〝インプラント周囲炎〟でしょう。患者の口腔ケアや定期的なメンテナンスで防ぐことが可能ですし、最近の研究では、インプラントにかかる力（咬合力、歯ぎしりなど）が、インプラント周囲炎に影響していることも分かってきましたので、ますます歯科医の技術力が問われています」

「専門医」「指導医」の肩書きを疑え

年間五〇〇件を超えるインプラント手術をこなし、どんなに難しいケースも失敗しない。「専門医」の資格もある。費用はどこよりもお得。なぜか、申し合わせたように腕を組んだポーズに、ニッコリと微笑む――

こんなインプラントをアピールする歯医者のホームページが、インターネットには溢れているが、額面通り信じていいのだろうか。

現在、インプラント手術を実施している歯科クリニックは、全国六万七〇〇〇ある施設のうち、二割ほどでしかない。そこで、多くの人がインターネットを使って、インプラント治療を手がける歯医者を探すわけだが、「専門医」「認定医」「指導医」などの肩書きを、重要なキーワードだと考えている人は多いはずだ。

四十代の主婦は、会員数では国内最大の日本口腔インプラント学会のサイトで、「専門医」を探しているうちに、さらに上級の「指導医」の存在を知った。

「東京・銀座でクリニックを経営している、指導医の先生を訪ねたら、〝僕はベテランなので、こんなのは簡単だよ。CTなんか撮影しなくても大丈夫〟と言っていました。手術費用は、ツーピース型インプラント二本で、五十万円。セラミックの人工歯込みなので、銀座のクリニックにしてはお手頃だと思いましたね。

最初のインプラント手術は、上顎の奥歯です。手術の後、頭蓋骨が割れそうなほど痛くて、薬も全然効きませんでした。食事なんて全く無理。翌日は、顔が大きく腫れて出血もあって、縫った糸がほどけてきた時は、驚きました。先生に伝えましたが、手術ミスだとは認めませんでした」

その後、人工歯を取り付けたが、何度も外れてしまう。主婦はこの指導医に見切りをつけて、東京・新橋でクリニックを経営している別の指導医の歯医者に替えた。しかし、そこでも通常では考えられない治療を受けたという。

「この先生は、本来歯がない部分に、もう一本、インプラントを入れて、天然歯とブリッジで繋げました。後で、これはやってはいけない治療法だと聞きました。それに人工歯を固定するセメントが歯肉の上にはみ出して、ひどい炎症を起こして、辛かったです」

日本口腔インプラント学会は、現在、一般的ではないブレード型、骨膜下インプラントなどを手がけた開業医が、中心になって設立された。「専門医」の取得のために認定施設で一〇〇時間のセミナーを受けることを義務付けている。主婦が二度目に治療を受けた歯医者は、認定施設の一つを運営している「指導医」だが、最近の一〇〇時間セミナーでブレード式インプラント手術を披露するなど、受講者から疑問符がついていた。

日本顎顔面インプラント学会は、大学の研究者が中心で、「専門医」「指導医」の審査は、国内で最も厳格に実施されており、評価は高い。

この他、「ICOI（国際インプラント学会）」「国際口腔インプラント学会」「ドイツ口腔インプラント学会」「アジア口腔インプラント学会」「近未来オステオインプラント学会」「日本先進インプラント医療学会」「国際口腔インプラント会議」などが活動している。

この中には、歯医者が自身の症例だと偽って別の歯医者の症例を提出し、「認定医」の資格を得たという不正行為が明らかになった学会もある。

こうした団体が独自の基準で「専門医」などの称号を与えており、インプラントメーカーが主催する講習会などでも、技術や知識レベルに関係なく同様の「認定証」などを乱発している。したがって、クリニックに掲げてある「専門医」「認定証」などは、あくまで参考レベルにしておいたほうがいい。

これまで多くの歯科医たちを指導してきた小宮山彌太郎は、専門医、指導医、いずれの肩書きも取得していないことを付記しておく。

「信頼マーク」の本当の意味

最近、「インプラントセーフティーマーク」を掲げるクリニックが現れた。これは、歯科医療情報推進機構というNPO団体が認定している。

認定の資格要件に、「機構が定める施術実績を有するか、機構が指定するインプラント学会の専門医以上の資格」とある。インプラントの関連学会は九団体以上存在するので、機構が指定する学会はどれなのか、事務局に確認してみると――

「うちの担当理事が、ICOIの会長なんです。その絡みもあるので、他の学会とかってあまり検討したことがないんで、ICOIか、日本口腔インプラント学会です」

――日本顎顔面インプラント学会の専門医はダメですか？

「ええ、ご面倒なんですけど、症例の方で審査させていただくと」

――症例数は何件必要？

「結構いま崩れていて、何本じゃなきゃダメだってことも、あまり言わないんですね。あまりに少ないっていうと、引っかかるんでしょうけど」

――その審査はいつあるんですか？

「審査会は（申請が）何件か集まった段階じゃないと開けないというのが現状。明確に決めていないものですから、あまりご入会はお勧めはしていません。他に入会を希望する方が出てこないと、お金だけ取られて、みたいなことになっちゃうので」

事務局の担当者が自ら「あまりご入会はお勧めしていない」というのだから、驚くほかない。患者が本当に知りたいのは、インプラント治療を行っている歯医者やクリニックの技術力であり、本当の手術成績だ。

解決策として考えられるのは「インプラントのトレーサビリティ」の確立である。

大手インプラントメーカーの製品には、製造番号が刻印されているので、手術データと紐付けすることで、大規模な追跡調査が可能だ。これによって手術の実績、トラブルの割合など、歯医者の〝客観的な技術力〟が判明する。これを実施できれば一部の歯医者が、確信犯的にやっている症例実績の水増しなどを防止できる。

東京医科歯科大学の春日井昇平教授は、インプラント治療をめぐる改革に挑んできたが、これまで誰にも明かさなかった苦い経験があった。

「俺はね、大学の定年まであと数年だけど、許せないことが一つある。歯科医療の改革は〝歯科医師の免許更新制〟だと思って、日本歯科医学会に提言したけど、反対されて潰されたんだ。〝日本の風土に合わない〟とか、理事の何人かは言っていた。

でも、おかしいでしょう。歯科医が自ら襟を正したら社会の評価は変わると思う。

アメリカのベストジョブ（人気職業）が、なぜ歯科医師か知っている？　ギャラもいいし、ストレス少ないし、社会的地位もいい。

それは歯科医師が、みんな勉強熱心で努力をしているからなんだ。勉強する理由は、〝歯科医師免許の更新制〟にある。州によって違うけど、勉強しないと免許が更新できないから、学会でも最新情報を必死に学んでいる」

日本の歯科医療が信頼されなくなったのは、不勉強で独善的な歯医者があまりに多いからだと私は思う。有効性の低いブレード式インプラントを、現在でも使用する歯医者が存在していることは、最新情報を学んでいない表れだろう。

「インプラントのトレーサビリティ」と「歯科医師免許の更新制」――

この二つが実現できれば、インプラント治療の質は保証され、歯医者に対する社会の評価は変わるかもしれない。

潜入・格安インプラントの実態

東京下町の駅前には、カオスが広がっている。博多ラーメン、立ち食いそば、寿司屋、カフェ、格安チケット店、昼間から営業しているキャバクラ。そんな界隈に、格安インプラントのクリニックがある。

インターネットに氾濫している「施術数・累計三万本」「一本七万円〜」といった宣伝文句を掲げる格安インプラント・クリニックの一つを訪ねることにした。正面から取材を申し込むより、覆面調査の方が実態を掴めることもある。

頼りないほどの細長いビルのドアを押して、一歩中に入ると、いきなり階段が始まっていた。それもハシゴのように急勾配で、幅も狭い。隠れ家のような不思議な造りだ。

二階に上がると、受付カウンターに無愛想な中年女性のスタッフが二人、待ち構えていた。事前に電話予約をしていたことを告げると、ニコリともせずに問診票を手渡された。

細長く狭い待合室には、二人の先客がいて、所在無げにスマホをいじっている。壁に目をやると、「ご家族・ご友人をご紹介下さい」というポスターがあった。「紹介者には一万円の商品券プレゼント」「患者には手術費用から一万円割引」とある。医療機関では、まず見かけない〝紹介キャンペーン〟だ。

問診票の記載を済ませると、受付のスタッフから、ＣＴとエックス線画像を撮影するため、四階に行くように指示される。急勾配の階段を登る途中、三階の踊り場で一息つくと、開けっ放しにされたドアの奥で、四人のスタッフが手術を行っている最中だった。

災害時の緊急手術なら分かるが、感染予防を考えると、あり得ない状況である。あっけにとられて見ていると、こちらに気づいた一人の女性スタッフと一瞬だけ目が合った。

CTとエックス線画像の撮影を終えて戻る際、再び三階の踊り場で足を留めてみたが、ドアは閉められて、中の様子は全く見えなくなっていた。


インプラント治療は、歯を失った患者にとって有力な選択肢の一つになっているが、悩ましいのは高額な費用だ。事故や先天性の疾患などの特殊なケースを除き、インプラント治療は自費診療なので、〝歯医者の言い値〟。

クリニックの設備体制や、使用するインプラントのメーカー、種類によって費用は大きく異なり、一本につき十五万円から七十万円とピンキリ状態なのだ。

こうした中、低価格を売りにしたクリニックが、東京などの都市部で競い合うように増加している。面白いことに、競合するクリニックには共通の〝ビジネスモデル〟がある。インターネットで低価格と症例数の多さをアピールして「無料のCT検査とカウンセリング」で患者を勧誘するのだ。

ただし、安く見える費用には、もちろん〝カラクリ〟がある。

CTとエックス線の撮影から三日後、私はカウンセリングを受けるため、再び格安インプラント・クリニックに出向いた。三十代前半とおぼしき歯医者が、プリントアウトしたエックス線画像を見せながら、診断結果を説明する。

「検討してみたんですが、やはりこの歯はね、もう抜かなきゃいけないと思うんですねえ。それと隣のこれも厳しいんじゃないかなぁ。弱った歯をインプラントの横に置くというのも良くないんでね」

――二本ともですか？

「まあ、頑張って残したとしても、将来性があんまりないかもしれない。もう弱っているんで。それだったら、一度にやっちゃった方が楽だと思うし」

予想通りの診断だった。それにしても、歯医者の言葉があまりに軽い。歯を二本も抜くこと自体は、何とも思っていないことが全身から伝わってくる。

「インプラントの会社は二〇〇社、いや三〇〇社くらいあるんですけど、S社が一番いい。〝王様〟って言われている。何がいいって、持ちがいい。長期安定性ですね、だから僕らは第一選択です。ただ欠点は何か？　高いんですね。二本で八十万円弱くらい。抜歯した後にお聞きしますが、今回は一番噛む奥歯なのでS社でやりたい」

——先生、S社を選んだ場合、どれくらい持ちますか？

「S社なら、余裕で十年は九十九パーセント持ちます。一生持つ可能性もあります、絶対とは言い切れないけど、おそらく大丈夫。S社なら確定的になります」

——一番リーズナブルなタイプはどうですか？

「うん、日本のB社のワンピース・タイプね。骨の状態によりますけど、まあこれでも、できますよ。ただね、この十五万円（一本）というのは銀歯の値段。白くしたいなら二十万円です」

——値段の差は、どこに？

「この国産B社のワンピースもね、一流なんです。でもS社はね、『超超一流』なんですよ。だから原価が高いし、何しろ持ちがね、不思議なくらい本当にいいんですよ。それじゃあ、一番高いS社でやった場合の見積もりね」

——一番安い見積りもお願いできますか？

「全然いいですよ、もちろんです！　銀歯も実は悪くないですよ、丈夫だから」

歯医者はこう言い切ると、手早く二つの見積書を作り上げた。インプラント二本埋入で、最高値が約八十万円、最安値が約三十五万円。なんだか、中古車販売店で値引き交渉している気分になってくる。スイス製のS社インプラントは十年間の保証、国産B社は五年保証だという。

この格安クリニックは、ホームページで「インプラント一本七万円〜」と宣伝しているので二本分で十四万円の計算になるはずだ。だが、見積書をよく見ると、インプラント以外に上部構造（人工歯）：八万三〇〇〇円×二本分、静脈内鎮静法（麻酔）：五万二〇〇〇円の費用が上乗せされて、合計三十五万八〇〇〇円となっていた。

実は、八万三〇〇〇円という上部構造は「銀歯」の料金。歯科技工料と材料費合わせて五〇〇〇円前後が銀歯（クラウン）の相場だから、「格安」と言いながら、裏でボロ儲けしているのだ。

この時点で私はまだ、〝インプラント手術を受ける〟とは伝えていない。あくまで無料のカウセリングを受けに来ただけなのだが、歯医者は翌週に抜歯の予定を入れることを提案してきた。そして手術は腕利きの自分が担当すると、大見得《おおみえ》を切った。

「ネットには載っていませんが、僕がね、このグループでは一番手術をやっています。歯科医師歴は十年ですけど、余裕で二〇〇〇症例を超えるくらいですね、うん。このクリニックはケタ違いに手術が多くて、ついさっきまで手術をやっていたんですよ。正直、僕が手術する人は〝アタリ〟ですよ、自分で言うのもなんですけど」

吹き出しそうになったが、騙される人もいるのかもしれない。この歯医者は、抜くしかないと言い切った奥歯二本について、最後まで見ようとも、触ろうともしなかった。

それに、インプラントのリスクや、手術後の定期的なメンテナンスの必要性について、一言も触れなかったのが引っかかる。クリニック側としては、後に法的な争いになる可能性があるので、デメリットについても説明しておく必要があるはずだ。

考えられるのは、「まず抜歯をしてしまい、インプラント手術を受けるしか選択肢がない状況になってから面倒な話を切り出す」というシナリオである。インプラントのリスクを知った時点で、患者が考えを変えられない、巧妙な手順が決められているのだろう。

ここを訪れる患者が、蟻地獄に嵌《は》まっていく蟻と重なった。

コラム「あなたの歯を守るための基礎知識」

④インプラント編

●インプラントは玉石混交
・症例数の多さをアピールする歯医者には要注意
・ワンピース、ツーピースタイプの特性を理解する
・歯医者のスキルによって、予後が大きく違う
・「専門医」を発行する団体は多数あるので、参考程度
・「激安」インプラントには疑いの目を

●注意すべきポイント
・感染対策が成功率の決め手（外科手術レベル）
・手術を急がせる歯医者は避ける
・リスクを説明しない歯医者は危ない
・セカンドオピニオンに否定的な歯医者は要注意
・歯周病が完治しないうちに手術を受けるべきではない

●インプラントの現実
・治療が成功すると快適、失敗すると地獄の現実
・インプラント周囲炎になるケースは約2～4割
・認知症になった時に「凶器」になる場合も（ワンピースタイプは外せない）

●インプラントは手術後も注意
・定期メンテナンスは必須
・セルフケアが不適切だと〝脱落〟もある
・トラブルが起きても「自費」が基本。ただし、条件付きで「撤去」は保険適用

第5章
感染症リスク

告白「歯科医院の裏側」

今の時代に、医療機関が治療器具の「使い回し」などするはずがない。誰もがそう思うはずだが、そんな一般常識が通じないのが、歯科治療の現場だ。あるベテラン歯科衛生士の告白を聞いてほしい——。

私は三十年前に資格を取ってから、全部で六ヶ所のクリニックで働いてきました。個性的な先生が多くて、みんな考え方が違いますね。中には無理な要求をする先生もいて、職場を替えたこともあります。

一番嫌だったのは、インレーやクラウンの「本セット」でした。これは、銀歯を患者さんに入れることですが、本当は歯医者にしか許されていません。「本セット」は、合着させるセメントの量とか、経験がないと難しいですし、インレーやクラウンの耐久性に影響する大事な部分なんです。

「本セットは、できません」と私が言ったら、「やってもらわないと困る!」と先生に言われましたので、すぐに辞めました。

いつも歯科衛生士や助手の求人をしているクリニックがありますけど、スタッフが定着しないところは要注意です。裏で良くないことをしているから、みんな辞めてしまうと思っていいですよ。

先生もスタッフも、全員グローブを使っていないクリニックもありました。

「しっかり手洗いすれば、グローブは必要ない」と先生が持論を打つのを聞いて、〝一体いつの時代の話をしているの！〟と言い返したくなりました。学生時代に習った知識で止まっている先生や、感染予防に鈍感な先生は、結構多いと思います。

いま、お世話になっているクリニックは、もう十年くらい働いていますので、私が若いスタッフにグローブの装着を徹底させています。初診の患者さんには必ずB型肝炎、C型肝炎、HIVの感染がないか、お聞きしていますけど、ご自身が分かっていないこともありますので仕事中は気を抜けません。

私たちスタッフも自分の身を守らなくてはいけませんし、別の患者さんにうつしてしまう可能性だってあるじゃないですか。

「ハンドピース七割使い回し」と新聞が報道した時は、〝遂にでた！〟と思いました。仲間内でも一番気になりながら、外部には絶対言えないことでしたから。

ハンドピースは、歯を削る時に歯科医が握っている、銀色の太いペンみたいな形をした部分です（187頁の画像参照）。これは患者さんの口の中に入れるので、血液や唾液が必ず付着します。だから、一人ずつ交換しなくちゃいけないし、国の指導も出ていました。

今のクリニックでは、ハンドピースの交換は午前の診療終わりと、午後の最終の患者さんが終わったあと、一日二回だけです。患者さんごとにSPワッテ（アルコール綿）で、しっかり拭くのが精一杯です。後ろめたくて、見られないように注意していますが、不思議と気にする患者さんはいません。

ハンドピースだけじゃなくて、患者さんの口に入れたものは、オートクレーブという高圧蒸気の機械でウィルスなどを滅菌《めっきん》処理するのが、大原則です。（歯科衛生士の）学校では、感染予防を厳しく教えられていたのに、現場に入ると先生からは「コストがかかるからできない」と言われて戸惑いました。

ハンドピースって高いんですよ。一本十万円以上します。もし患者さん一人ずつ替えるとしたら、最低でも二十本くらい用意しないと間に合いません。最近はクリニックの経営も厳しくて、そんなに沢山のハンドピースを用意できないので、替えたくても替えられないんです。

歯を削るバーとか、根管治療に使うリーマーとか、できるものは、患者さんごとに交換してオートクレーブをかけています。それは私の判断で決めて、徹底していますよ。たぶん先生は何をやっているのか、知らないと思います。関心がありませんから。

他の歯科クリニックで病気をうつされたら困りますから、自分の家族は私の働いているところに来させています。

ハンドピースですか？　正直に言うと……家族の時は替えています。

世界標準を無視する国

「すべての患者の血液、体液、分泌物、嘔吐物、排泄物、創傷皮膚、粘膜などは、感染する危険性があるものとして、取り扱わなければならない」

これはスタンダードプリコーションという、世界中に普及している感染予防の基本原則で、一九九六年にアメリカのCDC（疾病管理予防センター）が提唱した。

現実の医療現場では、主にB型肝炎、C型肝炎、HIVなどのウィルス感染に注意しているが、自分自身が感染を知らない患者や、差別的な対応を恐れて感染事実を隠す患者も存在する。つまり、患者からの自己申告を元にした個別の感染予防では、十分に対応できない。それで、すべての患者に感染リスクがあるという想定で感染予防を行う、スタンダードプリコーションが広まった。

ただし、日本の歯科治療は、なぜかこの世界標準を無視している。

集団予防接種の注射器の使い回しが原因でB型肝炎ウィルスに感染した六十代の女性は最近、虫歯ができて歯科医院に行った。問診票にB型肝炎の感染を記入したところ、理不尽な扱いを受けたと話す。

「B型肝炎患者だと告げたら、消毒の関係で午前中の最後か、夕方の最後に来てくれといわれました。万が一でも、人にうつしちゃいけないと思うので、必ず申告していますが、最後に回されるのは、感染予防が不十分だからですよね。患者仲間には受診拒否された人もいました。ちゃんとしてほしいです、歯医者さんには」

〝感染リスクがある患者を、治療時間の最後に回す〟――この対応は、先のベテラン歯科衛生士の告白と符合していた。歯科医院なりの危機管理のつもりらしいが、お粗末としか言いようがない。

肝炎患者に輪をかけて、あからさまな差別を受けている人たちがいる。

二〇一四年、高知県の歯医者がＨＩＶを理由に診療を拒否したことが、新聞報道で大きな問題となった。ただし、これは氷山の一角に過ぎないと、ＨＩＶ陽性者をサポートする団体・ジャンププラスの代表理事・高久陽介は言う。

「会のメンバーたちは、問診票にＨＩＶと記入したら、一般の患者とは違う部屋に連れていかれたり、歯医者が物々しい全身防護服に身を固めて現れた、という経験を持っています。〝何でうちに来たの？〟という露骨な言葉を投げかけられて、診療拒否されるのは珍しくありません。こうした対応は、私たち自身が〝感染源〟として扱われていることを強烈に意識しますし、とても傷つきます」

医学的にはＨＩＶの感染力は、他のウィルスよりもはるかに弱い。それでもＨＩＶ陽性者の診療を拒否する一部の歯医者は、科学的な判断ができない人間であり、応招義務違反の疑いもある。歯科医師法第十九条は、次のように定めているからだ。
「診療に従事する歯科医師は、診察治療の求めがあった場合には、正当な理由がなければ、これを拒んではならない」

終戦直後の日本では、GHQの方針で集団予防接種が始まり、昭和五〇年代まで続いた。体育館などに一列に並ばされて、次から次へとワクチンが接種された体験を憶えている人もいるのではないだろうか。この時、一本の注射器を何人にも連続使用する「注射器の使い回し」が行われ、B型肝炎ウィルスの感染拡大が起きた。日本のB型肝炎患者が、一五〇万人もいる最大の原因がここにある。重要なのは、当時の医療水準でも「注射器の使い回し」は感染リスクがあると分かっていたことだ。

そのため、B型肝炎訴訟が提訴され、最高裁は国の責任を認定、原告となった患者に賠償が行われている。歯科業界がこのままズサンな感染予防を続けるなら、責任が問われる事態になるかもしれない。

歯科治療の感染リスク

医療器具の連続使用（使い回し）には、感染リスクがあることが立証されているのにもかかわらず、今も対策に消極的なのが、歯科医療の現場だ。

歯を削るハンドピース、その先端に装着するチップ（またはバー）、ミラー、ピンセット、口中の水を吸い出すバキューム、根管治療に使うリーマー、切開用メス、歯石除去用のキュレット、スケーラーなど、歯科治療に使用する器具は多岐にわたる。

これらを患者の血液や唾液に触れたまま、次の患者に連続使用すれば、B型、C型肝炎ウィルス、HIV、その他のウィルスに感染するリスクがあるのは、言うまでもない。

日本歯科医学会は、厚生労働省から委託され、「一般歯科診療時の院内感染対策に係る指針」（平成二十六年）を作成。そこで、「使用したハンドピースは患者ごとに交換し、オートクレーブ滅菌することが強く勧められます」と記した。この「強く勧める」と言う表記は、診療ガイドラインでは、最も厳しいランクだ。

ハンドピース内部には、歯を削るために高速回転するタービンが組み込まれている。そのタービンが回転を停止した瞬間、「陰圧」となって血液や唾液が、タービン内に吸い込まれる。これを「サックバック現象」と呼ぶ。

最新型のハンドピースには、「サックバック」を防止する装置（逆流防止弁）が付いているが、完全にはブロックできない。したがってオートクレーブによる、高熱かつ高圧蒸気で内部の滅菌処理を行わないと感染リスクが残存してしまうのだ。

一般病院では常識的なグローブ（手袋）の装着も、先の歯科衛生士の証言にあったように、歯科医療の現場では今も軽視されている。「手先の感覚が鈍る」という理由で、グローブを装着しないと説明した歯医者は少なくない。

「感染予防で一番有効な対策を知っていますか？　流水で洗うことです。私はグローブをしませんが、患者を診るたびにしっかり洗っていますから、問題ありません」

大学病院の口腔外科に勤務した経験を持つ、六十代の歯医者は、真顔でこう言って、わざわざ手洗いを実演してみせた。だが、今の時代に〝素手で手術〟する口腔外科医がいたら、大問題になるのは必至だろう。

先ほど紹介した日本歯科医学会の指針には、次のような記載もある。

「院内感染防止の観点から、常に患者毎に両手とも新しい医療用グローブを装着し、使用後は直ちに外して手を洗い、微生物を他の患者や環境周囲に移さないように努めることが奨められます」

グローブを着けたまま手洗いをして、別の患者を診る歯医者や歯科衛生士がいるが、同指針では禁じている行為だ。

感染予防には、二つの目的がある。何らかのウィルスに感染している患者に触れた歯医者や治療器具を介して、別の患者に水平感染させることを防止する。もう一つは、患者から歯医者、歯科衛生士への感染防止だ。

グローブを着けたまま手洗いをして、別の患者に触れているのは、後者の目的であり、自分の身を守る事しか考えていない。同じグローブを何度も着けたり外したりを繰り返す歯医者や歯科衛生士も、思考回路は同じだ。

感染予防の意識が低い歯科業界に危機感を抱いた一人の研究者が、十年間にわたって地道な調査を続けていた。その研究成果が大々的に新聞で報道されると、予想外の展開が待ち受けていた――

タブーに踏み込んだ調査

『歯削る機器　7割使い回し』

二〇一四年五月十八日、この見出しで始まる読売新聞の記事は、歯科業界に大きな衝撃を与えた。これまで、患者に隠し続けていた事実が暴露されたからだ。

〈歯を削る医療機器を滅菌せず使い回している歯科医療機関が約7割に上る可能性のあることが、国立感染症研究所などの研究班の調査でわかった。（中略）

調査は、特定の県の歯科医療機関3152施設に対して実施した。2014年1月までに891施設（28％）から回答を得た。滅菌した機器に交換しているか聞いたところ、「患者ごとに必ず交換」との回答は34％だった。一方、「交換していない」は17％、「時々交換」は14％、「感染症にかかっている患者の場合は交換」は35％で、計66％で適切に交換しておらず、指針を逸脱していた。別の県でも同じ調査を07〜13年に4回行い、使い回しは平均71％だった〉（読売新聞記事より）

記事の内容自体は、厚労科研費の研究を、正式発表する前に先出しをしたもので、スク

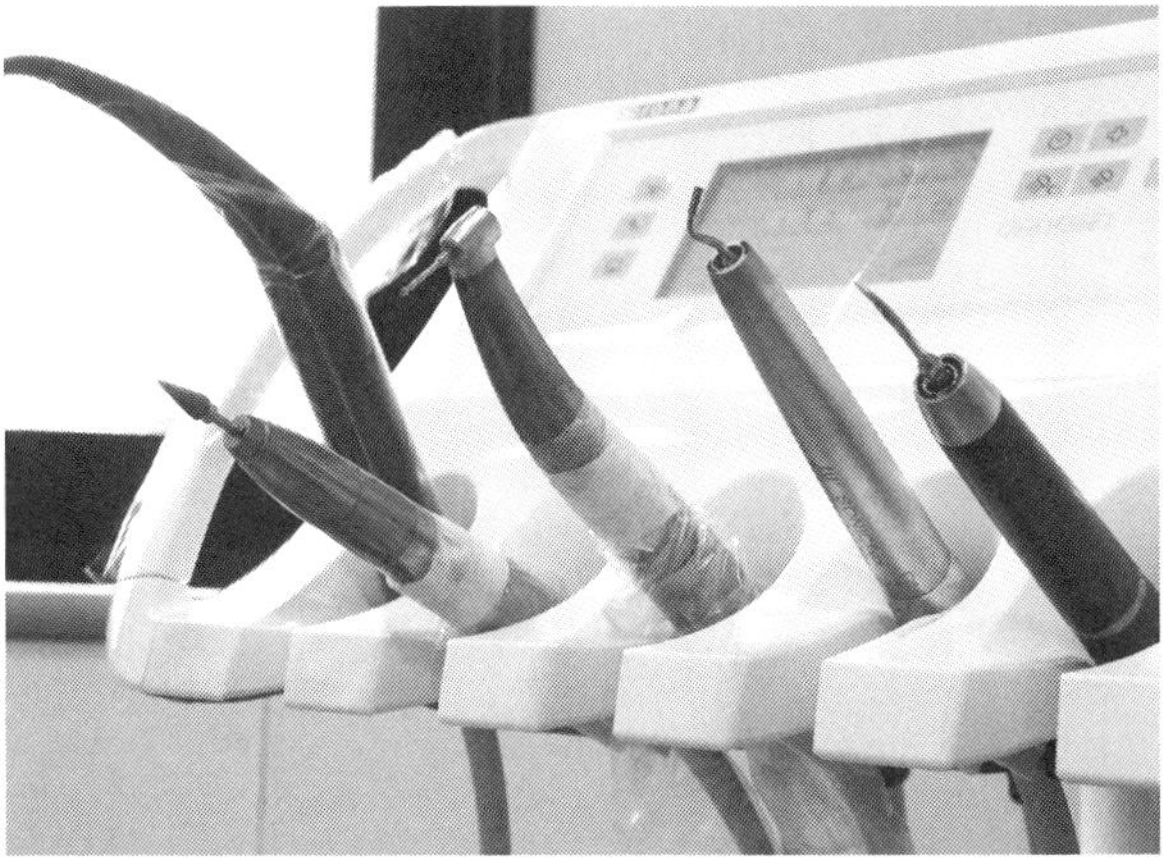
歯科治療に用いられるハンドピース

ープ性はない。ただし、国立感染症研究所の研究者が、中心になって実施した調査であることに大きな意味があった。感染予防に消極的な歯科業界に、国が厳しい目を向けているという暗黙のメッセージだからだ。
　この報道に対して、歯医者の反応は大きく二つに割れた。感染予防に意識が高く、「スタンダードプリコーション」の基本原則に基づいた対策を行っている歯医者は、報道を肯定的に捉えて自院の安全性をアピールした。一方、感染予防が不十分な歯医者は「コストがかかり、ハンドピースを患者ごとに交換するのは無理だ」と強く反発したのである。
　確かに歯科クリニックの経営は、以前と比

べると決して楽ではない。だが、同じ条件下にあるのに、感染予防にコストをかけられる歯医者と、かけられない歯医者が出てくるのはなぜだろう。

この研究には、ハンドピース以外にも「スタンダードプリコーションとは何か知っていますか？」という設問もある。「理解している」と回答したのは三割あまり。「聞いたことがない」と回答した割合もほぼ同じだった。感染予防が遅れている原因は、医療者として「基本的知識の欠如」にあることがうかがわれる。

それにしても歯科業界のタブーに踏み込んだ「研究者」とは、どのような人物なのか。経歴を調べてみると、歯学部を卒業後すぐに国立予防衛生研究所（国立感染症研究所の前身）に入り、五年後には主任研究官に昇格、二〇〇三年には室長となっている。一貫して口腔感染症をテーマに研究を続けている歯学博士だ。つまり、この「研究者」は、歯医者ムラの住民でもあるようだ。

それなのに、なぜタブーともいえる感染予防をテーマに選んだのだろうか。

「研究者」が所属する、東京・新宿区戸山の国立感染症研究所を訪ねてみることにした。

「研究者」への圧力

感染症分野で日本の頂点に位置する研究機関は、セキュリティがどこよりも厳重になっている。面会相手が一階の受付まで迎えに来ないと、外部の者は中には入れない。現れた「研究者」は、意外にもアウトドアが似合う快活な男性だった。笑顔で挨拶をすると、さっそく、歯科治療の感染予防を研究テーマに選んだ理由を話してくれた。

「日本では、誤嚥性肺炎などを含む肺炎が死因の三位になっていますが、歯周病菌が肺炎の原因になっていると分かってきました。超高齢社会では口腔の感染予防が命を左右する問題なのです。

もう一つ重要なのは、この十年ほどの間に、B型、C型肝炎、エイズなどの治療技術が進んで〝ウィルスを持ったまま生きていく時代〟になったこと。こうした社会背景を考えると、歯科医療が感染予防に対応していく必要性を感じたのです」

時代の変化に呼応して研究の方向性を探った結果、「研究者」は、歯科業界のタブーだった感染予防というテーマに踏み込んだのだ。なぜ日本の歯科業界は、感染予防の意識が低いのか、理由を尋ねると、「研究者」は少し複雑な表情を見せた。

「開業してしまうと、歯科医が勉強する機会が少ないことが影響しているかもしれません。また、海外では歯科治療での感染事例がいくつかありますが、日本では確認されていません。感染症の場合は、潜伏期間などもあるので、歯科治療との因果関係を証明するのは、難しいという現実もあります」

新聞報道が、歯科医療の現場に与えた影響は大きかった。歯科関係者から入手したハンドピースの販売金額を見ると、読売新聞の報道があった二〇一四年度は、業界全体で前年比一六一％増となったからだ。最も売り上げを伸ばしたA社は、三三七％と三倍。この数字は患者ごとにハンドピースを交換していなかった歯医者が多いことの傍証だ。

「研究者」の調査でも、影響は現れていた。

「二年後、同じ県を対象に再調査したら、ハンドピースを患者ごとに交換している歯科医院が三割から、五割に増えていました。歯科医の意識が確実に高まった結果です。

感染予防が徹底していると、患者も安心して歯科治療に行けますし、口腔状態もよくなって、おいしいものをたくさん食べられる。歯科医師にとっても、患者さんにとってもプラスです。僕は情報を出す側なので、良い形で伝わったかなと思っています」

取材を終えて立ち上がろうとすると、「研究者」は私を引き止めた。そして、深刻な表情で、記事では匿名にしてほしいという。

「なんで、あんな情報を出すんだ、と言ってくる人が何人もいたんです。誠心誠意、頑張ってデータを出しているだけなのに、ネット上でも、僕を個人攻撃してくるので、嫌な気持ちになりました。

実は、読売新聞の報道後にですね、ある人に呼び出されて会ったんです。今回の研究データは、熟考して出さなければいけない、みたいな話をされました。地方の歯科医師会などは、私の出身大学を調べ上げて、恩師の学部長に文句を言ってきたそうです。あるんです、こんなことが実際に。それで（新聞記事に）自分の名前を出したのは、軽率だったなと後悔しました。

税金で十年間かけて行った研究なので、取材対応は義務だと思っていますし、報道の力って素晴らしいと思っています。でも、今後この研究を継続するために、僕の名前や顔を記事に載せないでほしいのです」

朗らかな笑顔は消え、「研究者」は怯えているようにさえ見えた。日本の感染予防に関して最も権威がある研究機関の中枢にいる人物が〝圧力〟を受けるなど、尋常ではない。彼が行った厚労科研費による研究は、医学的・科学的な妥当性はもちろん、倫理面や公平性などの厳しい審査を受けて実施されている。そこに偏りや悪意があれば、研究は採択されない。歯科業界に都合が悪いからといって圧力をかけるなど、許されない愚行だ。

ほとぼりが冷めるまで、研究の再開を見合わせると、彼は最後に話していた。国の研究者を匿名扱いにするなど、三十年近い私の報道経験の中でも記憶になかったが、週刊ポストの連載では彼の名前を出さずに「研究者」と書くことにした。

これまでも取材の時に、歯医者が「何かに怯えている」と感じたことが度々あった。誰もその正体について語ろうとしなかったが、陰湿で強権的な圧力をかけているのは、同業者というべき存在なのだと、ようやく気づいた。

歯科医師会の言い分

歯科医療に最も大きな影響力を持つのが、日本歯科医師会である。開業医を中心に会員数・六万四七四七人（二〇一八年二月現在）、全国四十七都道府県の歯科医師会を傘下に収め、経常収益は二〇〇億円超。二〇一三年からは、公益社団法人となった。

本部は、東京・九段の外堀を見下ろす位置にある。周囲のビルと比べると、窓が少なくて重厚な外観は要塞のようだ。その本部を訪れたのは、二〇一六年夏。週刊ポストでの連載中のことだ。

感染予防に関する研究結果について、日本歯科医師会の見解を問うと、担当の瀬古口精良・常務理事（※肩書きは取材当時）は、強い口調で反論した。

「患者ごとにハンドピースを交換しているか、という設問が微妙なんです。入れ歯の調整や抜歯、フッ素塗布、歯石取りなどに、ハンドピースは使いません。だから患者ごとに替えないよ、と答えた歯科医も多かったので、数値的にあんなことはありません」

――ハンドピースを使用しなかった患者の場合、交換しないのは当然ですよね。その言い訳は、無理があるのでは？

「回答した医院の一つに聞いたら、〝使用したハンドピースを交換しているか〟と書いていなかったから、患者ごとに交換しないと答えたといっています。（日本歯科医師会としては）ハンドピースの交換も、滅菌も推奨しているが、設問を理解していない先生が多かったということです」

設問に問題があるという主張は、どう考えても納得し難い。一般的な読解力があれば、「患者ごとに交換しているか」という設問が「使用したハンドピース」のことを指していると解釈するのが当然だ。それに、感染予防の意識が高い歯医者の場合、歯を削らない患者の時はユニットにハンドピースをセットしない。

日本歯科医師会の反論は、それだけでは終わらなかった。

「削って汚れたものをそのまま使い回し、と誤解されていますが、それは違います。当然、アルコールで消毒はするし、綺麗にフラッシングはしているから、ほぼ九十八％か九十九％はきちんと消毒はしているんだよ、ということです」

——フラッシングとは？

「（ハンドピースの）タービンに逆流防止弁がありますが、中に一瞬だけ入り込みます。それは空回しをすると、中の菌が出て行くのです。しっかりフラッシングをやった上で、消毒液につけて中の菌を殺しているわけです」

日本歯科医師会の担当理事は、自信たっぷりにこんな主張をしたが、アルコール消毒ではB型肝炎ウィルスを不活化（感染力をなくすこと、または死滅）できない。

〝使用したハンドピースは患者ごとに交換、オートクレーブ滅菌を強く勧める〟という指針が平成二十六年に示されているのは、科学的な根拠に基づいている。しかもこの指針を厚労省の委託事業で作成した日本歯科医学会は、日本歯科医師会の下部組織である。ブラックジョークとしか言いようがない。

――医科と歯科では、感染予防の常識に違いが出ている理由は？

「原因は分からないです。（歯科治療の感染）事例があるのかと厚労省に確認しましたが、聞いたことがないと。ハンドピースのタービンは、削ったあとにフラッシングして消毒で十分だと思われている先生（歯医者）には、これまで何一つ事故が起きてないという認識があります。日本歯科医師会としては、スタンダードプリコーションを遵守しようということで、これからも会員（歯医者）に周知していきます」

――感染予防をテーマにしている研究者が、圧力を感じているようだが？

「そう言っているのは誰なのか、分かりますよ。それは圧力ではなく、きちんと設問をしてほしいということです。一方的な形で出すデータは、正確ではないでしょう。歯科医師会としても、使い回しなんてやっていないということです。

今度、国立感染症研究所とは別に、全国の会員を対象にしたデータを取ります」

〝使い回し〟と表現されたことが、よほどお気に召さなかったらしいが、記事のタイトルは、新聞社の整理部がつけるもので、「研究者」が関与するところではない。

この取材の翌年五月、日本歯科医師会が全面的に協力したという、東北大学・江草宏教授による研究成果（厚労科研費・平成二十八年度）が公表された。

アンケートの回答率七十％。国立感染症研究所の二十八％よりも格段に高い。懸案事項だった、〝設問〟は、『使用済みのハンドピースの扱いについて』となっていた。

その結果――

「患者毎に交換し、滅菌を行う：五十二％」。

この他、次のような回答が並んだ。

「問診等から感染症患者と分かった場合は交換、滅菌を行う：十七％」

「状況に応じて（血液が付着した場合等）交換、滅菌を行う：十六％」

「消毒薬を用いて清拭を行う：十四％」

日本歯科医師会が強く反発した、あの「研究者」の報告から約五年。今回のアンケートでは、設問を工夫した跡が見られるが、それでもハンドピースの患者ごとの交換を実施しているのは、五割でしかなかった。

残りの歯医者たちは、依然として基本的な感染予防のスタンダードプレコーションを理解していないのか、よほど不勉強なのか。もしくは、国の指導など無視して構わないと考えているか。いずれにしても、患者の感染リスクを軽視しているのは確かだろう。

海外では、歯科の診療行為で感染したと確認されなくても、医療器具の感染予防ガイドラインに違反していたというだけで、重大な問題として扱われている。

アメリカ・オクラホマ州の歯医者が滅菌処理を怠り、二〇〇七年から二〇一三年にかけて診療した約七〇〇〇人の患者がB型やC型肝炎ウィルス、HIVに感染していた可能性がある、とCNNは報道した。オ州歯科委員会の調査で、同歯医者の診療行為には、膨大な数の安全基準違反があったほか、オ州の歯科関連法令に対する重大な違反があったことも分かったという。

二〇一五年、オーストラリアのニュー・サウス・ウェルズ州シドニー市にある四ヶ所の歯科クリニックで、治療器具の洗浄や滅菌処理が不十分なために約一万人がHIVや肝炎ウィルスの感染リスクにさらされたと、AFP通信やABC放送などが報じた。

ニ州歯科医師会は、クリニックを経営する二人の歯医者に診療活動の停止を命じ、関係した十二人の歯医者を調査。血液による感染症と判明した患者二十六人のうちの八人は、歯科治療以外に説明がつかないという。

「患者を感染リスクにさらした」という段階で、厳しく責任が追及される欧米。

「患者を感染リスクにさらしている」歯医者が大半を占めている日本。

この意識の落差こそが、日本の歯科治療を象徴しているように感じてならない――

感染予防の意外な落とし穴

「〝感染の連鎖〟を断ち切ること。それが歯科治療の現場での原則です。たとえば、医療従事者が次の方に触れるとか、滅菌していない器具で使い回しをすると、感染の鎖をつなげてしまうことになります」

感染予防のセミナーに集まった若い歯科衛生士たちの眼差しは、真剣そのものだった。

歯科医院に勤務する歯医者は、感染予防の基本的な知識がなく、日常業務に不安を抱いているからだという。この日、講師を務める第二種滅菌技士の口からは、驚くべき指摘があった。大半の歯科医院で、ハンドピースの滅菌処理に、問題があるというのだ

「ハンドピースなど、血液が付着する医療器具は、オートクレーブ（滅菌器）を使って、高圧蒸気ですべての微生物を完全に死滅させる〝滅菌〟処理をしなければなりません。

ハンドピースは内部が中空構造をしているので、〝クラスB〟というヨーロッパ規格のオートクレーブが必要です。これは真空と加圧蒸気の注入を交互に繰り返す方式で、ハン

ドピースのような中空構造の奥まで高圧蒸気を行き渡らせて、安全に滅菌できます。

問題なのは、大半の歯科医院で使用しているオートクレーブは〝クラスN〟だということ。〝クラスB〟を導入している歯科医院は、とても少ないのです。皆さんは、勤務先の歯科医院がどちらを使用されているかご存知ですか」

新聞報道で、ハンドピースの販売量が急増したが、日本の歯科医院は、価格が三十万円前後の〝クラスN〟という規格のオートクレーブを使用しているところが多く、基本的にハンドピースのような中空構造の治療器具は滅菌できない。つまり、ハンドピースを患者ごとに交換している歯科医院でも、「滅菌自体が不完全な可能性」があるのだ。

〝クラスB〟のオートクレーブは一〇〇万円以上の製品が多く、ヨーロッパ規格のために、流通量が少なかったという（クラスBとNの中間的な機能を持つ〝クラスS〟や、ハンドピース専用の滅菌器でも、十分な滅菌が可能だとされている）。

「感染予防に消極的な最大の理由はコスト」と主張する歯医者は多い。患者数が減少傾向にある上、診療報酬の再診料四十五点（平成三十年度）＝四五〇円のなかで、感染予防のコストを捻出しなければならないからだ。

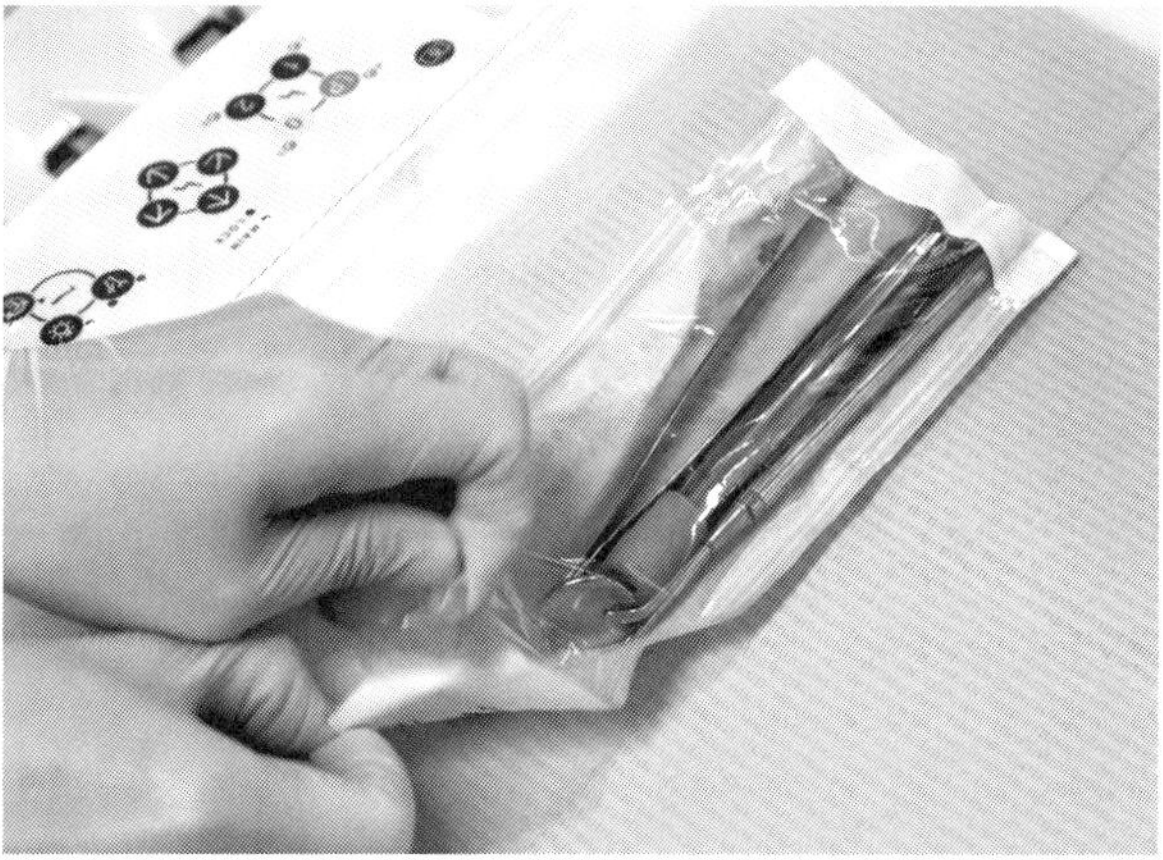

滅菌パックに入った治療器具

厚労省は二〇〇八年度から、感染予防などの施設基準を定め、申請した歯科医院を対象に「外来環《がいらいかん》」と呼ばれる診療報酬を導入した。この歯科医院を選べば安心、と言いたいところだが、十年が経っても、「外来環」の歯科医院は全体の二割弱、一万二四八〇施設しかない（二〇一八年四月現在）。

最近では、感染予防を可視化するクリニックも増えている。

口腔内に使用する基本セットを、患者の目の前で滅菌パックから取り出す。グローブも患者に見えるように、新しいものをケースから取り出して装着する。

以前は見られなかった、こうした動作は、

さりげなく感染予防に取り組んでいることを患者にアピールしているのだ。これからは、ぜひ歯科治療を受ける際、スタッフが新しいグローブに交換しているか、注意して見た方がいい。もし、明らかに前の患者に触れたグローブのままで、口腔内を触ろうとしたら、グローブの交換を要求する権利がある。

仮に、交換を拒否されたり、対応が悪いと感じたら、診察チェアから立ち上がる勇気を持ってほしい。グローブを患者ごとに交換しない歯科医院であれば、当然ハンドピースなど、他の治療器具の感染予防も不適切である可能性が高いからだ。

コラム「あなたの歯を守るための基礎知識」

⑤感染症対策編

●歯医者の半数が治療器具を使い回している

・「滅菌パック」から器具を出す歯科医院は安心
・HPで感染対策を公開している歯科医院を選ぶ
・ハンドピースを交換しているか、確認してみる
・オートクレーブ（滅菌器）はどのクラスを使っているか聞いてみる手も。「クラスＢ」タイプが安心。「クラスＳ」の一部、ハンドピース専用滅菌器も可

●治療に際して見るべきポイント

・グローブを患者ごとに交換しているか確認
・診察チェア周りが汚い歯科医院は信用しない
・前の患者に使用した器具を、そのまま使用していると感じたら、迷わず指摘する

●歯科医院を見分ける

・半数の歯科医院は「感染予防が不十分」
・トイレの清潔度に歯科医院の意識が表れる
・「外来環」は厚労省の定める感染予防の証明
・「ハンドピースの空回し」で十分と思っている歯医者は多い！
・仕切りもなく、診察チェアが並んでいる医院は、安心できない

第6章
モラル崩壊

四十年間の信頼を裏切った歯医者

突き上げるように、歯医者は何度も左下顎のブリッジを叩き始めた。その度に強い衝撃が、女性の脳天に響く。麻酔が効いているので痛みはなかったが、恐ろしくて目を開けられない。

「あっ！」

突然、歯医者は叩くのをやめた。

「インプラントが折れました。ちょっと待って下さい、いま洗ってお見せします」

目の前に出されたのは、インプラントに連結されていたブリッジ。一度に五つの歯が取れてしまったのだ。思いもよらぬ事態に、女性は言葉も出ない。涙だけがこぼれ落ちた。

「長い間、歯医者をやっていますが、こんなことは初めてですよ」

俳優の三國連太郎によく似た歯医者は、治療中にスタッフを怒鳴るような居丈高な男だったが、この時ばかりはさすがに神妙な顔をしている。

〝ブリッジを支える歯の根元が腫れて痛い〟と女性が訴えたので、まず歯医者はブリッジ

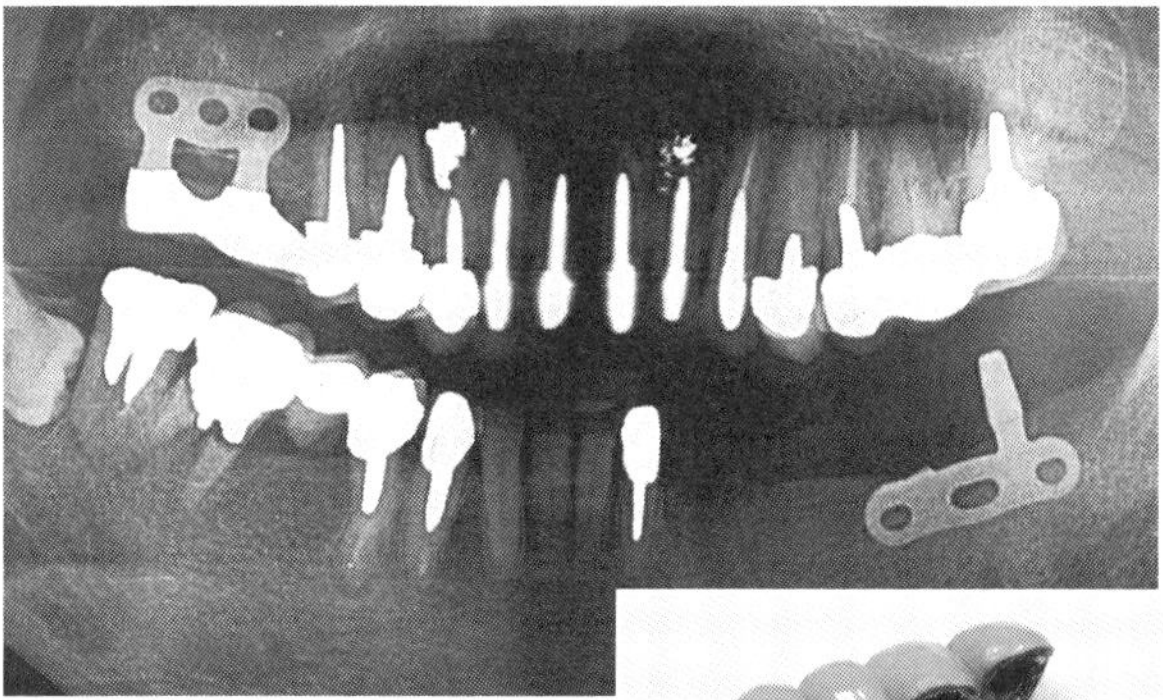

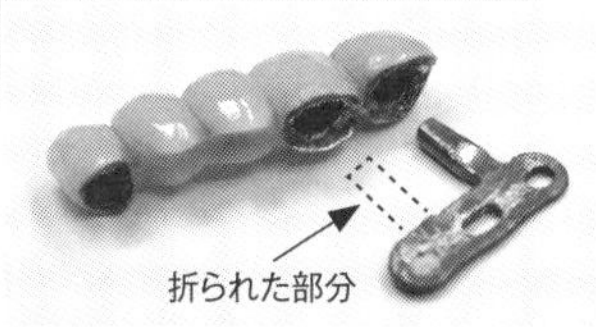

本文中の女性は治療中にインプラントを折られて、左下部分の歯を失った（右下は取れたブリッジと、その後撤去したブレード式インプラント）

を外そうとしたが、強引すぎてインプラントのピンを折ってしまったのだ。レントゲン画像を撮ると、女性の左下顎から歯がそっくり消えて、片方のピンが折れたインプラントだけがポツンと残っていた。

「本日の治療代はいただけません。このことは、責任を持って対応させていただきます」

帰り際、歯医者はこう言ったが、あまりのショックで女性はろくに返事もできず、口元をマスクで隠して自宅に帰った。

女性は二十代後半から、インプラントを折られるまでの約四十年間、この歯医者の元に通い続けてきた。三十歳過ぎ、インプラント手術を受けた際に、「特別なメンテナンスが必要なので、定期的に通院しなさい」と歯医者に言われたからだ。

だが、その指示を素直に守った結果は、無残としか言いようがない。女性の口のレントゲン画像を見ると、治療をしていない無傷の歯は下の前歯三本のみ。九本の歯を失い、残りの歯も大半が神経を抜かれている。これでは、四十年間かけて、この歯医者に口腔内を破壊されてきたようなものではないか。

レントゲンの左下と右上に写る、手巻き時計の取手のようなものが、この歯医者が手術した「ブレード式インプラント」だ。第4章で触れたとおり、一九七〇年代から一九八〇年代にかけて一時的に使用されたが、構造や耐久性などに問題があって販売中止となった、幻のインプラントである。女性に使用されているのは、「ダブルネック」と呼ばれた、二本分の歯根となるタイプ。女性が本来、抜歯する必要があったのは、奥歯一本のみだったが、このダブルネックのブレード式インプラントを埋入するために、健全な奥歯も抜かれていた（画像は片方の〝ネック〟が折られた状態）。

当時、すでに一本ずつ埋入する、現行のブローネマルク方式が存在していたことを考えると、インプラント治療の選択に問題があった、と言わざるを得ない。

女性がインプラントを折られた直後に、話を戻そう。

歯医者は女性に宛てた手紙で治療ミスを率直に謝罪し、治療費の返還や今後の費用負担を申し出ていた。通院当初から、女性は自費診療として高額な治療費を払っていたという。手紙の一部を抜粋する。

〈古くからの大切な患者様なのに永らく不愉快な想いをさせましたこと、深くお詫び申し上げます。つきましては、昨年の治療費をお返ししたいと存じますので銀行口座若しくは郵貯銀行の口座をお知らせ下さいませんでしょうか〉(※歯医者が女性に宛てた手紙より)

しかし、歯医者が地元歯科医師会に相談してから、態度が一変。治療費の返還もないまま、女性の電話にも出なくなってしまった。

そこで法律事務所に相談して、歯医者からカルテを取り寄せてみると、女性には、まったく身に覚えのない治療履歴が記載してあり、「保険請求」されていた事が判明した。つまり、女性からは高額な自費の治療費をとり、同時に保険の「二重請求」または「架空請求」を行っていた疑いである。程なく、歯医者の代理人となった法律事務所から、一枚の文書が届いた。

〈同院における治療には、過誤はございません。よって、当方と致しましては、貴職からのご請求には応じかねますので、その旨、回答させて頂きます〉

女性はやむなく、民事訴訟を起こす。二〇一八年三月、裁判所は歯医者側に女性へ損害賠償の支払いを命じる判決を出した。だからといって女性の失われた大切な歯が、戻ってくるわけではない。

暴走する歯医者を誰も止められない

二〇一八年一月、警察は五十代の歯医者Aを逮捕した。前年五月に患者の同意を得ず、必要もないのに奥歯を削った傷害容疑である。この男性患者を診察した別の歯医者による通報で、事件は発覚した。翌二月、別の患者二人に対する同様の容疑で、歯医者Aは二度、再逮捕されている。警察に寄せられた被害情報は、約九十件。単なる治療トラブルではないと感じて、私は中国地方のある町に向かった。

事件の舞台となった歯科医院は、交通量の多い国道に面したビルに入っていた。看板、入り口周辺の掲示物、外装、すべてが薄汚れて荒んでいる。まだ午後六時前だったが、ガラスの扉は閉まっていた。インターフォンを何度鳴らしても、反応はない。ガラス越しに、二階の診療室に続く階段が見えるが、奥は真っ暗になっていた。

四階建てのビルは歯医者Aの自宅を兼ねており、裏にはバンパーの一部が壊れた小型のメルセデスが駐車していた。人の気配はまったくない。

この歯医者Aの過去を辿ると、トラブルの多さが際立つ。

一九九九年、この歯医者Aに前歯四本を切断された男性患者らが、説明を求めたことに対して、「言いがかりで業務を妨害された」とする嘘の告訴を行い、逮捕されていた（虚偽告訴容疑）。別の患者から「不必要な治療を受けた」として訴えられた時は、一億五〇〇〇万円という巨額な損害賠償を患者に求める訴訟を起こして対抗。裁判所は歯医者Aの請求を却下して、損害賠償の支払いを命じる判決を出している。

また、「重複請求」などの不正行為や、厚生局の「監査」を拒否したとして、この歯医者Aは保険医の登録を二回取り消され、逮捕当時は「自費診療」しかできなくなっていた。事情を聞こうと、管轄の厚生局担当官を訪ねると、実にあっさりとした答えが返ってきた。

「保険医は二回取り消し処分になると、永久的に登録できません。そして保険医ではないと、私たちは法的に関与できなくなります」

地元の歯科医師会も、事件については他人事で、まったく当事者意識はなかった。問題の歯医者Aは、開業当初こそ歯科医師会に入っていたが、すぐに脱けてしまって今では何も交流はないからだという。医療機関を所管する保健所にしても、歯医者Aによる被害については、警察の捜査にすべて任せているとの一点張りだ。

もちろん、歯医者Aの診療内容に問題があることは、地元歯科医師会のなかでは知れ渡っていた。この情報を一般の人々が共有していれば、必要もない歯を削られ、中には歯を切断されるという、重大な被害を受けることはなかっただろう。

だから、この歯医者Aの行為を、見て見ぬ振りをしてきた、地元歯科医師会や行政機関にも責任の一端がある。

歯医者としての適格性を欠いた者をチェックするためにも、歯科医師免許の更新制度を検討する時期にきているのではないだろうか。

口コミサイトに騙されるな

トラブルばかり起こしてきた歯医者に、なぜ患者がたくさん来ていたのか？

この謎を解くヒントが、取材に応じた患者の証言から浮かび上がる。

「ネット予約ができる、土日も受診できる、そして家から近い。その条件に合ったのが、あの歯科医院でした。どのサイトを調べても、悪い口コミはなかったし、朝早くから午後九時頃まで、長い診療時間が決め手でした」

――歯医者Aの対応は？

「優しそうなニコニコしたおじさんでしたが、自分のペースでどんどん治療を進めていた感じです。〝歯茎が腫れている〟と言って、強烈な力でブラッシングをして、〝ほら血が出ているでしょう。もうちょっと遅かったら、取り返しがつかなかった。あとは噛み合わせに問題があるね〟と言って、勝手に下側四本の歯を削られました」

――削る前の説明はそれだけ？　同意はしたのですか？

「はい、私の同意を得ることはありませんでしたが、その時は歯医者の言うことを信じてしまいました。〝緊急を要するので、午後も来られますか？　上も整えましょう〟と言われて、午後は上の三本を削られてしまいました」

――保険診療は、やっていないと説明された？

「受付で保険証を出しましたが、自費診療になるという説明はありませんでしたね。午前午後二回の治療で合計八〇〇〇円弱払って、手書きの領収書を渡されました」

――治療された歯にダメージはあった？

「はい、以前かかりつけだった歯科医に確認してもらったら、歯茎に異常はなく、噛み合わせの治療も、削って直す方法は、推奨されていないと聞きました。削られた部分の違和感は今も残っていますし、精神的なダメージもあります」

この患者は歯科関連の「予約サイト」や「口コミサイト」を見たと証言している。

調べてみると、事件発覚後に各業者は、自社サイトから歯医者Aの情報を消去していた。ただし、過去の掲載情報を追跡してみると、不自然な状況に気づく。歯医者Aの歯科医院についての評価の大半が、最高の「★★★★★=星五つ」になっていたのだ。ネガティブな投稿も見当たらない。実際に掲載されていた、歯医者Aに関する口コミを並べてみよう。

「先生が明るい方なので、相談がしやすく助かっています」
「夜遅くまで診察しているので、平日の仕事帰りに通院できるのが非常に便利です」
「先生が優しかった」
「とても親しみやすく落ち着けて治療が早いのでとても助かります」
「早くて安い」
「親切丁寧で雰囲気のいい歯医者さんです」

歯医者Aが起こした過去のトラブルと、今回三度にわたって逮捕された状況とは、あまりに乖離した内容の〝口コミ〟だ。

歯科業界の取材を重ねた私は、ネットの口コミはまず信じない。その理由は、歯医者のところに「予約サイト」の営業がやってきて、「ステマ」の〝オプションサービス〟を売り込む様子を聞いているからだ。

「毎月の契約料の中には、〝口コミ〟の分も入っていますので、集患効果はバッチリです」

加えて、サイトの〝口コミ〟にはアルバイトが存在するという証拠もある。

これは、ネットの仕事紹介サイトに掲載されていて、歯科医院への口コミ投稿から、歯医者にネット上で治療の相談をするというものまで様々だ。一つの口コミ＝二〇〇円前後の報酬が相場らしい。こうしたアルバイト募集の中に、見覚えのあるＵＲＬを見つけた。

「歯医者へ行った体験談を募集します！　口コミ募集の対象となっている医院は下記ＵＲＬに掲載があり、予約受付が可能なクリニックに限ります」

このＵＲＬは、あの歯医者Ａの歯科医院に「★★★★★＝星５つ」の口コミが並んでいた、ネット予約サイトのものだった。

そもそも、〝口コミ〟が誰にでも思いつくような、あまりに凡庸な言葉で埋め尽くされているのは極めて不自然だ。

〝本当の口コミ〟には、司法関係者がよく使う〝秘密の暴露〟がある。歯医者の口コミをわざわざ投稿する動機は、良くも悪くも〝患者としての強い印象や体験〟に基づくものだ。「先生が明るい、優しい、親しみやすい、親切丁寧」などの無難な表現しか並んでいない口コミが、自然発生的にたくさん書き込まれるとは考えにくい。他にも、

「歯の浮くようなコメントばかり並んで、批判的な内容が一切ない」

「投稿の日付が一定の時期に集中している」

という二つの要素が揃っていると、不自然さはより際立つ。「★★★★★＝星5つ」の評価が並んだ歯科医院で事件が起きている以上、患者は自分の歯を守るために、〝口コミ〟に騙されないよう最大限の注意を払わなくてはならない。

一方で、インターネットで様々な情報が流れている時代なのに、なぜ患者たちは、歯医者Aに関する過去のネガティブな情報を掴めなかったのか、と思う人もいるだろう。

考えられるのは、〝口コミ〟やクリニックの紹介情報などで、検索上位を占めて、ネガティブな情報まで簡単には行き着かないようにした可能性だ。検索サイト大手・グーグルの場合、一つのページ（表示画面）につき、検索結果は十項目になるのが初期設定になっている。大半の人が閲覧するのは、検索結果の上位（前半）から数ページなので、後半に紛れたネガティブな情報に気づかなかったのだろう。

「レストラン」と「歯医者」の予約が同じシステム？

そもそも、「予約サイト」のビジネスモデルにも、強い疑義がある。時間帯を気にせず、いつでも予約できるのは確かに便利だが、医療機関の受診がレストランと同じような手軽さを追求していいのか、という疑問だ。堅苦しい話かもしれないが、完全自費診療のクリニックを除いて、歯科医療は税金が投入された「社会保障」の一つである。

「予約サイト」を運営する業者の一つは、医療機関のポータルサイトの運営や、二十四時間対応の予約システムなどを手がけている。同社ホームページによると、会員数は二〇〇〇万人を超えているといい、クリニック紹介記事の制作や、ネット予約などのシステム導入には、二〇〇〇万円程度の費用がかかる。ちなみにこの業者は、飲食店をはじめ幅広い業種のネット予約も手がけている。

この予約システムについて、元新聞記者で歯科医という異色の経歴を持つ、杉山正隆氏（福岡・北九州市）は、疑問を呈している。

「予約サイトに掲載されている番号から、患者が電話を掛けてくると、三十秒過ぎた時点で予約サイト業者から歯医者に対して課金がなされます。仮に患者が受診に至らない電話でも返金されることはなく、私の医院とトラブルになりました。返金してくれないので、二十九秒以下におさえようとすると、『契約違反』と責めてくるので、契約解除を強く申し入れて数ヶ月後に解除できました。

予約一人三〇〇〇円＋月会費という契約で、これでは利幅の薄い歯科医院では利益が出ません。一方で、患者集めに困っているからこそ飛びつく歯科医師がいる。一種の〝貧困商法〟ですね（※金額は取材当時）」

この「予約サイト」に関しては、歯科医師会から歯医者に向けてＦＡＸで注意喚起がされたが、患者に対しては今のところ情報発信はされていない。

二〇一四年、厚労省は保険診療での患者紹介ビジネスを、禁止する事務連絡を出していた。

「保険医療機関は、事業者又はその従業員に対して、患者を紹介する対価として金品を提供することその他の健康保険事業の健全な運営を損なうおそれのある経済上の利益を提供することにより、患者が自己の保険医療機関において診療を受けるように誘引してはならない」

この事務連絡に照らすと、患者一人につき三〇〇〇円を課金しているビジネスは、脱法行為に等しい。ただし、注意深く読んでみると、業者には罰則規定はなく、あくまで規制対象は〝保険医〟である歯医者に向いているのだ。

杉山氏が指摘しているように、歯科診療の利益幅は、医科よりもかなり低いので、「予約サイト」のコストが、歯医者の経営を圧迫している可能性もあり、その影響が治療の質に及ぶことは十分に考えられる。

「セラミック矯正」の落とし穴

「前歯がキレイになったら、思いっきり笑えます」
「どんなに歯並びが悪くても短期間・少ない回数で治せます」
「これであなたも美魔女に変身！」

エステ感覚のキャッチコピーが誘うのは、通称「セラミック矯正」だ。歯並びが乱れていたり、虫歯や着色している歯を削って、セラミックのクラウン（被せ物）を装着し見栄えを整える。当初のターゲットは若い女性だったが、最近は男性や中高年の女性にまで広がっている。

本来の矯正治療は、ワイヤーなどで歯列をゆっくりと動かして整えていくので、年単位の治療期間が必要となるが、「セラミック矯正」は、最短で一日目にキレイな歯並びになるというのが売り。しかし、そこに大きな落とし穴があった――

取材チームのスタッフが、「セラミック矯正」を全国展開しているクリニックを訪ねて、無料のカウセリングを受けてみた。歯医者になって五年目の男性が、手際よく説明する。

「セラミック矯正の手順は、最初に歯列からズレた歯を抜くんですね。そして残す歯を削って形を整えて、傾きを変えるために〝中の神経を取って〟そこに仮歯を入れます。二回目は仮歯の調整と神経の治療。三回目は土台をつけて型取り。四回目でセラミックを被せて完成です」

――神経を抜くと、歯が早くダメになりませんか？

「ちゃんと詰め物をしてあげれば問題ないです。神経が見えちゃったりしているのに残すと、神経が腐って根っこの先に膿を作っちゃうので」

――セラミック矯正は、どれくらい持ちますか？

「しっかりケアすれば長くもちますよ。被せ物は一生使えるものではないけど」

健全な歯の神経を抜くと、処置によっては歯の寿命が短くなる。問題なのは、この〝カウンセリング〟で正確な情報が伝えられていない点だ。

歯医者の説明が終わると、カウンセラーと称する女性に交代して、早速契約手続きに進んでいく。

「オールセラミックは、一本の定価が十五万円ですが、今ちょうどキャンペーンで二十％オフなので十二万円ですよ」

――キャンペーンはいつまで？

「これは初めて来た患者さんにだけ、提示している料金です。仮歯は一本三〇〇〇円、抜歯は一本一万円。神経の治療も含まれているので、それ以外一切かかりません。お客様の場合、六本分オールセラミックで、総額八十一万円ですね。最高級のジルコニアを使っています」

——保証期間は？

「二年間の保証がついて、万が一、欠けたりした場合は五十％オフで治させていただいてます。ただし、定期検診に通っていただかないといけません。一回三二四〇円別途です」

——神経抜くのが不安ですが……。

「神経の治療が必要な方がほとんどですけど、すぐ歯が劣化しちゃった、セラミック取れちゃったよ、といった話は聞きませんよ。契約していただく形で大丈夫そうです？」

——一度、相談してから決めたいのですが。

「キャンペーン価格は、初めて来た患者様だけなので、この場で返答いただくような形になっていまして。キャンペーンなしですか？　一〇一万円です。でも、先生に交渉してみますから少しお待ちください」

五分ほどして戻ってくると、カウンセラーの女性は作り笑顔で、特別にキャンペーンを延長できることになったと告げた。

「セラミック矯正」は、十年ほど前に大手美容外科グループが歯科治療の分野に参入して以降、一気に広まったが、歯医者の多くが、矯正治療の専門家ではない。

そのために、審美性（見た目）を優先する傾向が強く、噛み合わせなどの機能面で不満を訴える患者も出ている。この噛み合わせが狂ってしまうと、食事も満足にできず、精神的なトラブルにまで発展する人もいる。もちろん見た目も大事だが、毎日の食事にも苦労するようになってから後悔しても遅い。

必要でもないのに健康な歯を削ることも、神経を抜いてしまうことも、歯を失うことにつながる。そうしたリスクを背負ってまで、必要な処置なのか。トータルの金額や、長い目で歯の寿命などを考えると、たとえ大人でもまずは一般的なワイヤー矯正を専門医に相談してほしい。

コラム「あなたの歯を守るための基礎知識」

⑥モラルハザードへの対応策

●ネットの口コミを信じてはいけない

・広告と連動したステマの口コミが大量に存在
・裏で歯医者から紹介料を徴収する予約サイトがある（ツケは患者が払うことに）
・「まとめサイト」に掲載されている歯医者は疑う
・「好評価だけの口コミ」は信用しない

●NG歯医者を見抜く方法

・治療方針を説明しない、同意を得ない
・歯を勝手にどんどん削る
・科学的な根拠がない高額な治療を勧める
・診療中もSNSで情報発信している
・歯科衛生士の入れ替わりが激しい
・がん治療や怪しいサプリ販売をしている
・エックス線撮影を歯科衛生士、歯科助手にやらせる

●良い歯医者の特徴

・患者の話をよく聞き、丁寧な説明をする
・歯を極力削らない治療をする
・治療の選択肢を患者に提示する
・麻酔が痛くない（コツや最新器具で可能）
・自分がカバーできる治療内容を患者に明確に伝える（専門分野の範囲を隠さない）
・根管治療ではラバーダムを使用する
・派手な宣伝広告を出していない

※こうした情報を研究している悪徳歯医者もいるので、総合的に判断してほしい。

第7章

中高年に予防歯科は必要か

予防歯科のカリスマが吐露した本音

日本海に面した東北地方の小さな町に、全国の歯科関係者から崇められている、「予防歯科」のカリスマというべき歯医者がいる。

三十八年前、その人が開業した当時、地域住民の口腔環境があまりにひどいので、欧米型の「予防歯科」を実施したという。その地域は子供の虫歯発症率が全国ワースト三だったが、半数以上の子供をカリエスフリー（虫歯が一本もない状態）に変えた。「学校の歯科検診で歯医者たちが、先の鋭い『探針』で子供の初期虫歯を破壊している」と告発したこともある。今では、その歯科医院に通う住民は、高齢になっても大半の歯が残っている。

その人の「予防歯科」は、ＭＴＭ（メディカルトリートメントモデル）という独自に考案したシステムが基本だ。

初診時に口腔写真やレントゲン画像を撮り、患者の自己負担で三〇〇〇円の唾液検査などを受けてもらう。まず自身のリスクを把握させて、デンタルフロスなどの「セルフケア」を習得してから、虫歯や歯周病の治療が始まる。ここまでが保険診療、以後は自費診

人口10万人あたりの歯科医師数と1人平均う蝕数
（15歳〜19歳）

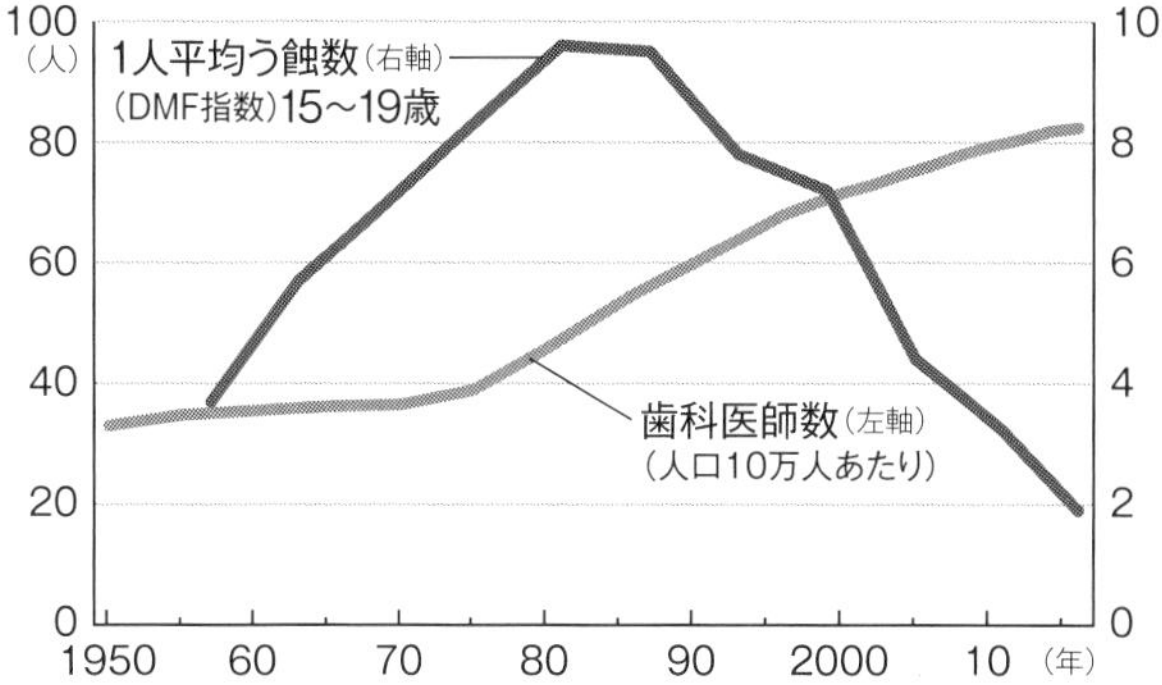

療として一回＝五〇〇〇円から一万円で歯科衛生士のメンテナンスを三ヶ月ごとに受ける。安い費用ではないが、町の人口十一万人のうち一割がこの歯科医院に通う。「予防歯科」によって、虫歯や歯周病で歯を失う人が激減した、という実績があるからだ。大量の患者に対応するため、歯医者十人、歯科衛生士二十人という地方では珍しい大所帯の歯科医院でもある。

日本では、「虫歯の洪水時代」に歯医者を増やした結果、一九八〇年頃の約六万人から、現在では十万人を超えた。一方、虫歯の患者数は反比例して激減したので、歯医者は完全に飽和状態になった。そのため、「治療中心」から「予防歯科」に転換する歯科医院が急増している。

「予防歯科」を成功させたカリスマは、格好のモデルとして全国の歯医者から注目されているのだが、よく考えてみると、原点がまるきり違うことに気づく。患者の口腔環境を改善するためなのか、行き詰まった歯科経営の打開策なのか。

日本の歯科医療の未来像について、カリスマの考えを聞きたくなり、取材を申し込んだが、歯科医院の事務局からは丁重にきっぱりと断られた。三度目の電話では、ご本人が電話口に出て、取材はもう受けないことにしている、と言われたが、諦めきれない。数日後、門前払いを覚悟の上で、私は真夜中の高速道路を北に向けて車を走らせた。

東北の城下町には、大粒の雪が静かに降りしきり、ゆったりとした時間が流れていた。日本一有名な歯科医院は、武家屋敷のような佇まいの一角にある。大きな看板はなく、白壁にシンプルなデザインで歯科医院名が記されていた。

患者の途切れる昼下がりを狙って、スタッフの女性に用件を伝えると、カリスマが濃いグリーンのフリースジャケットを白衣の上に羽織って現れた。艶やかな白髪と眼差しの強さが、七十代半ばとは思えない活力を漂わせている。招かれざる客に表情は硬い。それでも、午後の外来が始まるまでの三十分ほど、話をしてくれることになった。

――「予防歯科」システムを自費で運用している理由は？

「私は予防歯科を保険で運用できるように働きかけをしてきましたが、八回も保険の指導が入りました。最後は厚労省の官僚が出てきましたが、負けませんでした。おそらく保険の制度設計は変えられないでしょう。全国の若い歯医者が五〇〇人以上ここで予防歯科を学んでいますが、保険請求の時にいじめられてしまうので、実践できずにいます」

――保険診療で「予防歯科」はできないと？

「三十五年間、私は保険制度の改革を目指したが、変えるのは不可能だとよく分かりました。国民が一度、安い治療費に慣れてしまったからです。マスコミも保険制度は批判できないのではありませんか」

――そんなことはありませんが……。日本の歯科医療に対して思うことは？

「今でも初診で来る患者は、他でひどい治療をされていますし、中高年では取り返しがつかない状態の人も多いです。〝世界に名だたる日本の保険制度〟と言われますけど、現実は、〝安い・早い・どこでも・誰でも〟という、質が低い歯科治療になっています」

――歯科業界の未来に期待はできないと？

「日本の歯科治療費が、とても安いのはご存知でしょう。アメリカの十分の一、スウェーデンの五分の一です。同程度の利益を上げるには、五倍、十倍の患者数を診なければなりません。それで質の高い歯科治療は無理でしょう。日本の歯科治療を根本的に変えるなんて無理です。私はこの町の住民の歯を守ることに専念しようと思っています」

諦めにも似た言葉を、カリスマは淡々と口にした。

翌二〇一八年三月、東京・港区に、彼は「分院」をオープンさせた。院長は、アメリカの補綴専門医である、彼の長男が務める。カリスマは、日本の歯科治療の改革ではなく、自身のスタイルを普及させることに割り切ったらしい。

この「分院」でも東北と同じＭＴＭによる「予防歯科」を実践すると聞き、私はいつもより丁寧に歯を磨いて受診した。口の状態をチェックした歯科衛生士は、私の目のすぐ前に、スケーラーの先を突き出して見せる。プラークだった。

「軽い歯周病ですね。全体はしっかり磨けていますが、利き手側の、歯の裏は磨き残すことが多くて、プラークが溜まりがちです。それと、デンタルフロスは、使っていますか？」

当時、フロスを使用する習慣がなかった私に、歯科衛生士はフロスを歯間に入れたあと、両側をなんども擦ることなど、細かい指導をしてくれた。これを私は忠実に守り、一分間だった歯磨きを、最低でも五分間ほどフロス中心のセルフケアに習慣を変えた。

三ヶ月後、私の口腔環境は劇的に変化していた――。

歯磨きで時々出血していたのが、全くない。歯周ポケットの深い部分＝歯肉炎も半減している。これが、セルフケア中心の予防歯科なのかと感動した。自分の口腔状態は、クラウドサービスで確認できるシステムもある。ただし、三ヶ月ごとに毎回一万五〇〇〇円のメンテナンス費用は、バカにならない金額ではある。

実はプロローグで私に突然抜歯を勧めてきた歯医者は、このカリスマの講習会に参加していた一人で、ホームページでもそれを打ち出していた。カリスマのブランドを患者集めに利用している歯医者もいる。それに気づかず、私はまんまと引っかかったのである。

「予防歯科」の落とし穴

「予防歯科」を知れば知るほど、高額な自費診療ではなく、社会政策として行うべき医療ではないか、という思いが募ってくる。だが、厚労省は「予防歯科に保険は使えない」との姿勢を変えていない。

そんな時、業界関係者から意外な話を聞いた。「保険中心の歯科医院で、予防歯科がブームになっている」というのだ。一体どのように運営しているのか、ある歯科医院を取材することにした。

「保険でメンテナンス（予防）はできますけど、治療を保険でやるのは正直いろんな面でリスクがあるなって思います。銀歯のインレーが入っていたら、セラミックに変えたほうがいいと言い続けていく。それじゃあ、変えてみようかなというオジサマは結構いらっしゃいます。銀歯が原因のアレルギーで手や口が痒いとか、リウマチになっている方には、銀歯を外してみましょうかと提案していきます。ウチでは、一回二万円のホワイトニングも男性にオススメしてます。岩澤さん（筆者）くらいの男性もやっていますよ」

瞬きもせず、二十年のベテラン歯科衛生士は淀みなく話す。中高年世代の予防歯科とは何か、というテーマで話を聞いていたはずだったが、いつの間にか自費診療のセールストークになり、しばらく呆気にとられて聞いていた。

第1章で触れたとおり、銀歯の金属アレルギーは、誰にでも起きるわけではない。本当に銀歯が原因のアレルギーなのか、まず皮膚科で検査を行って確認するのが、本来の手順。それに銀歯のインレーを外した後なら、保険の「レジン」が第一選択だし、金属アレルギーと診断されると保険で「ハイブリッドセラミック」も認められている。

「セラミックに変えたほうがいいと言い続けていく」のは、保険のレジンより数倍も治療費が高い自費診療に誘導するためではないか。それに銀歯によるリウマチなど、旧厚生省・研究班の報告では確認されていない。

疑問を深めて、いくつかの歯科経営コンサルタントを調べてみると、保険診療で「予防歯科」に患者を呼び込み、セラミックなどの「自費診療の商品」を売りつける手法が、最近のトレンドになっていた。ある歯科医院向けの資料から一部を抜粋する。

「リスク管理検査」という新しい予防歯科のカタチです。

口臭検査、唾液検査、細菌検査、あわせて五〇〇〇円（税別）。

自信を持った治療提案。そのためのエビデンスとして。そして思わぬ副産物。

デンタルIQ向上の結果、自費選択者が増加。衛生士自費売上二〇〇万円／月を達成まず、口臭検査が意味不明だ。〝予防歯科のカリスマ〟のリスク検査にはないメニューである。それに資料のどこを見ても、エビデンス（科学的根拠）とされるデータはない。あるのは、自費診療の売り上げアップという経済効果だけだ。自費のセールストークに時間をかけるくらいなら、しっかり患者の口腔内をクリーニングすべきだろう。

歯科医院によって、「歩合制」を導入しているところもある。セラミックなどの「自費治療五〜十％」、ホワイトニング・ＰＭＴＣは「二十％前後」が相場だ。この「歩合制」が、歯医者や歯科衛生士のモチベーションとなって「自費を勧めている可能性」を患者は知った上で判断してほしい。

四十代の女性は二年前から「予防歯科」に通い、三ヶ月おきのメンテナンスを受けていた。前歯の強い痛みについて相談したところ、歯医者は夜間に装着するマウスピースを作成した。

それでも強い痛みは消えない。メンテナンスのたびに、担当の二十代半ばの歯科衛生士に相談したが、歯医者は直接女性を診察せず、特に問題は見当たらないとした。

痛みも不安も解消されない女性は、誠実な治療をすると知人から聞いた、歯科大元講師のクリニックを訪ねて、診断を受けることにした。意外なほど強く歯周ポケットに探針を入れて検査（98頁イラスト参照）を行うと、歯科大元講師は告げた。

「この前歯の歯周ポケットだけ、六ミリの深さです。少しだけ動揺もありますね。歯の根に〝ヒビ〟が入っている可能性があります。とても痛かったんじゃないですか？」

この歯医者の言葉に、女性は突然泣き出した。感情を抑えきれなかったのだろう。歯根の〝ヒビ〟という診断は、前歯を失う可能性があると、宣告されたのに等しい。

「予防歯科」のメンテナンスは、基本的に歯科衛生士だけが患者に対応する。女性の担当だった若い歯科衛生士の測定では、前歯の歯周ポケットも二〜三ミリだったので「気のせい」にされたらしい。だが、ポケットの測定は、スキルが低いと正確に測れないのだ。

さらに、女性が、別の歯医者にセカンドオピニオンを依頼して、「予防歯科」で二年前に撮影したレントゲン画像を見せたところ、「前歯に、咬合性外傷の典型的な骨吸収が起きている」と診断された。この時点で、専門的治療を行う必要性があったのだ。

日本の歯医者は、患者を抱え込む傾向が強い。難しい症例の場合、専門医による高度な治療の選択肢があったとしても、自分が対応できる治療だけを患者に提示するケースが目立つ。本来なら専門医に紹介状を書く等の対応があるべきだ。患者の訴えに対して耳を貸さず、患者を診ようともしない歯医者の「予防歯科」など、通院する意味はない。

第三の抜歯原因「歯根破折」

「二十五年前に差し歯にした前歯がさ、噛み締めた瞬間にピキッ、て音がしたわけ。慌てて近所の歯医者に駆け込んで、仮歯を入れてもらったよ。神経を抜いている歯だから、そんなに痛くなかった。仕事が忙しくて三ヶ月くらい仮歯のまま放置していたら、歯の裏側に亀裂が入って、鈍い変な痛みも出てきてね。今度こそヤバいと思って、ホームページの雰囲気がいい、大学病院出身の歯医者のところに行ってみた。三十代くらいの歯医者が、最新治療を知っていると思ったからさ。CT検査とかやった後、そいつはこう言った。

〝歯根破折なのでこれは抜歯です。その後に、入れ歯、ブリッジ、インプラントのどれかになりますけど、職業は舞台俳優ですよね、それならインプラントがお勧めです。四十五万円でやれます〟

俺はさ、そいつの目をじっと睨んでやったさ。騙されないぞって。だってその若造の歯医者は一度も俺の歯を見ようとも触ろうともしないんだぜ」

これは同世代の友人が憤慨しながら話してくれた、笑えない体験談である。

抜歯の原因として、歯周病と虫歯の次に多いのが「歯根破折」だ。

中高年世代の〝隠れた危機〟と言える。過去に根管治療を受けた「差し歯」が、治療から十年以上経過して「歯根破折」を起こすケースが多い（79頁イラスト参照）。差し歯の土台に使用された硬いメタルポスト（コア）が、噛み合わせ時の応力で、歯根の内部に楔を打ち込むような状態になるためだ。抜髄（神経を抜いている）した歯は、「歯根破折」を起こしても、それほど強い痛みは感じないので、患者自身も気づかないことが多い。

ただし、私の友人が言われたように「歯根破折＝抜歯」、と決まっているわけではない。

歯科医・眞坂信夫は、接着性レジンを使用した「破折歯接着療法」という方法を開発した。

「これまで破折した歯は、抜歯の対象となることが多かったのですが、初期の段階であれば、最新のレジン性接着剤で割れた部分を修復し、グラスファイバーの支柱を立てる方法で修復できます。
破折に気づかず、割れた部分が完全に分離してしまった歯根には〝意図的再植〟を行います。これは一度歯を抜いて取り出し、炎症のある悪い部分を処置し、割れた部分は接着してから元の場所へ戻す方法です」

成功の鍵を握るのは、歯根を覆っている〝歯根膜〟（95頁イラスト参照）。歯と土台の骨（歯槽骨）を繋いでいる薄い組織で、クッションの役割や骨を作る能力を持っている。歯根膜が健全なら、植えられた歯の回りに骨ができ、その機能を再生できるという。

眞坂歯科医が危惧するのは、以前の治療でメタルポスト（コア）を入れた歯を多く抱え

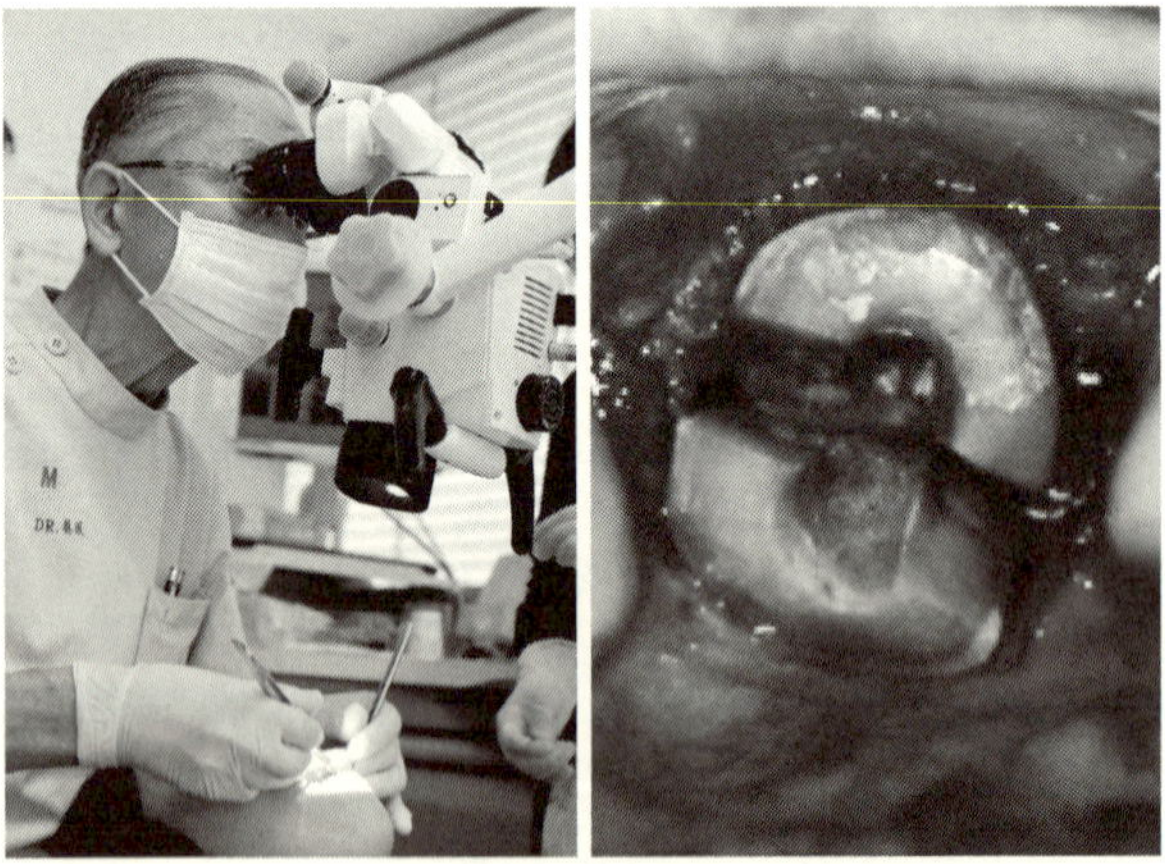

眞坂信夫歯科医（左）と「破折した歯根」（右、接着後に24年間使用）

ている、「団塊世代の歯根破折」だ。人口構成比率が高い団塊世代は、これから「歯根破折」を次々と起こす可能性がある。

「歯根破折の初期であれば、抜かずに保存治療も可能です。自覚症状がないので、メタルポストが入っている人は、定期的にエックス線検査や歯周組織検査、咬合のチェックを行えば、『歯根破折』を初期の段階で発見できます」（眞坂信夫・歯科医）

この治療法は基本的に自費診療なので、歯科医院によって費用は異なる。

評価が分かれる「新型入れ歯」

やむを得ず抜歯に至った場合には、「部分入れ歯」も選択肢の一つになる（129頁イラスト参照）。

現在、保険で認められているのは、両端に固定用の金属製バネがあるタイプ。これは、歯の根元部分に金属が見えてしまい、老けた印象が出てしまう。また、バネに食べ物のカスが付着して虫歯の原因になっているという指摘もある。こうしたことから、金属製バネがついていない「ノンクラスプ式入れ歯」が注目されてきた。大神京子（ウエストデンタルクリニック院長）は、このタイプを自身で使用している。

「実は私もコレを使っているんですけど――」

大神は、そう言いながら、左の奥歯から、新タイプの入れ歯を取り出して見せた。

「このままパコンと入れます。ぱっと見で、人に分かっちゃうこともないですね、入れ歯っていうことは全然分からないでしょう？　何でも食べられますよ、今まで通り。

保険の入れ歯は、すごく硬くて分厚いんですけど、このタイプはとても柔らかいです」

ノンクラスプ式入れ歯は、金属製バネの代わりに「フィンガー」と呼ばれる歯肉にあたる部分を、両端の歯に引っ掛けて固定する。ただし、この構造については意見が割れる。しっかり固定ができず、歯肉に食い込んでしまい、痛みや、両端が歯周炎になったケースが報告されているからだ。長い臨床経験を持つ歯科医・小林優（村岡歯科医院・院長）の評価は厳しい。

「ノンクラスプ式入れ歯は、引っ掛けている部分が面だから、保険のバネ式よりも食べ物が溜まる量は多いです。柔らかく口中にずっと入れたままでもいいと販売元が言っているので、虫歯のリスクはノンクラスプ式の方が高いでしょう。患者さんからはしっかり噛めないという不満の声も聞きます。私はお薦めしません」

このタイプの入れ歯は、国内で十社ほどが販売しているが、全て自費診療扱いとなり、高額なものが多い。ある社の製品について調査をした結果、歯四本のノンクラスプ式入れ歯で、最も安い東北地方は約十万円、最も高い東京では約四十万円と、大きな差がある。

また、ノンクラスプ式入れ歯を、海外に製作委託して、コストを下げている会社もある。販売資料によると、ノンクラスプ式入れ歯で、「三歯完成＝七七七七円」だった。

失敗しない歯医者選びのポイント

多くの人が〝歯医者選び〟に悩んでいる。求める歯科治療の質や方向性は、患者によってかなり違うし、相性の問題も大きい。私の個人的な視点であることを断った上で、注意すべきポイントを七つ挙げてみた。

1、口コミ＆歯科サイト、ムック本、テレビCMに登場する歯科医院は避ける

口コミやネット予約サイトの紹介記事の多くは、有料のステマ（第三者の評価を装っ

た、広告の略称）。また歯医者を紹介するムック本の中には一ページ八十万円で歯科医院に売り込みがなされる広告記事が含まれている。テレビCMを流している歯科医院の広告宣伝費は、年間約一億円と聞いた。そのカネは治療費から出ていることを考えると、私は派手な宣伝をやっている歯科医院は選ばない。

2、「抜歯と診断」されたら、必ずセカンドオピニオンを受ける

歯を抜くか残すか、明確な診療基準はない。歯医者の指向性や専門で判断が分かれる場合があるし、抜かなくても済む歯を抜いている実態もある。「抜歯宣告」を受けても諦めず、専門分野が異なる歯医者のセカンドオピニオンを受けてほしい。

3、歯周病なら「専門医」「認定歯科衛生士」

大半の患者が妥当な歯周病治療を受けていないという証言もある。歯科衛生士が、専門的な訓練や経験を積んでいないことが、要因の一つ。資格は盲信すべきではないが、歯周病の「専門医」「認定歯科衛生士」は一定の質を担保している。

4、虫歯なら「日本歯科保存学会」「日本接着歯学会」の歯医者

虫歯治療は、可能な限りコンポジット・レジン修復で、歯を削る量を極力抑える方が長持ちする。「保存」「接着」の学会に属している歯医者はレジン修復を重視している傾向が強い。レジン修復を嫌がる歯医者だったら、転院も考える。

5、根管治療ならマイクロスコープを使う歯医者

歯を残す最後の砦になる「根管治療」は、マイクロスコープ（歯科用顕微鏡）、または拡大鏡で拡大・可視化した治療を行う歯医者を選ぶべき。従来型の「手探り」による治療には高い精度を期待できない。

6、患者の高評価と、歯医者の技術力・誠実さはイコールじゃない

「早い」「治療費が安い」「いつも混んでいる」。この三つが、患者の評価基準になっていることが多いが、「治療の質や誠実さ」とは、全く関係していない。むしろ、じ

っくり時間をかけて治療してくれる歯医者を選びたい。

7、歯科治療以外のサプリ、ビタミンC点滴を扱う歯医者は危ない

最近目立っているのが、「ガンに効くサプリ」「ガンに効果があるビタミンC点滴」などに手を出す歯医者だ。いずれも科学的根拠は全くないし、詐欺的な行為に等しい。このような歯医者は、本業の歯科治療も信用できない。

「保険」と「自費」、どちらを選ぶ?

治療を「保険」でするか、「自費」にするかという問題も患者にとって悩ましい。一番分かりやすい違いは、素材だ。以前は「保険は銀歯、自費なら白いセラミック」の二択だったが、現在では保険でも白い素材が選べる。耐久性の高いレジンや、条件付きでCAD/CAM冠(レジンとセラミックのハイブリッド)の白いクラウンも可能になった。

第1章でも触れたが、保険の銀歯のクラウンでは「歯肉圧排」という作業を省いている歯医者が多い。これによって、虫歯の再発リスクが高まる。また、「ラバーダム」という

ゴムシートで治療する歯だけを露出させ、唾液などの侵入を防ぐ方法があるが、保険では使用しない歯医者も多い。

「保険の治療は、制約が多くて最善の治療ができない。自費は最適な材料を使えるし、必要な時間をかけられるのでお薦めしている」

このように、保険と自費で「治療の質」に差をつける歯医者には、六十年間の長きにわたって、歯科治療の現場を見てきた歯科技工士・大島良市の言葉を聞かせたい。

「〝どうせそれは保険だから〟という言い方をする先生がたくさんいます。私は保険だからといって手を抜かない。それが自分の技術レベルになってしまうからです。手を抜いて、患者さんに不正確なものを入れるなんて、私にはできません」

つまり、保険の銀歯で手を抜く歯医者は、高価な自費のセラミックでも、質の高い治療は期待できない。意外に知られていないが、セラミックのクラウンの場合、強度を保つために厚みが必要になるので、金属のクラウンよりも歯を削る量は大きい。

保険の診療報酬は、治療の実態に合わないほどに低いという現実もある。そのため、利幅が大きい自費とセットにしないと、歯科医院の経営が成り立たない。ただし、歴史を辿ると、昔の歯医者たちが現在の状況を自ら選んでいたことが分かる。

一九五五年、旧厚生省は歯科医療に「差額徴収」を認めた。これは金のクラウンを八万円の自費診療として行う場合、国には保険で認めている銀歯の価格一万円を請求し、差額の七万円を患者から徴収するものだ。国は診療報酬を低く抑え、歯医者は利益の出る自費に患者を誘導しやすい。両者の思惑が一致して、奇妙なシステムが生まれた。全国保険医団体連合会・宇佐美宏副会長によると、これを悪用する歯医者が続出したという。

「国に保険分を請求して全額を患者から徴収したり、保険治療なのに倍の費用を徴収する。こうした不正の実態が新聞報道されて、国民の怒りを買いました」

批判の高まりを受けて、「差額徴収」は一九七六年に廃止されたが、歯科の診療報酬は低いまま、据え置かれた。歯医者に対する国民の不信感は、この当時から存在し、消えることなく続いているのだ。

本書は、歯科業界の問題点を中心に指摘してきたが、一方で休日を潰して治療技術の鍛錬に励み、患者と誠実に向き合う素晴らしい歯医者も存在している。歯科治療の未来は、決して絶望ばかりではない。

コラム「あなたの歯を守るための基礎知識」

⑦予防・抜歯回避のための知恵

●予防歯科の落とし穴
・デンタルフロス、歯間ブラシの使用方法をしっかり教えてくれるか
・患者の訴えに対応しない「予防歯科」は危ない
・やたらと自費のセラミックを勧める医院は避ける
・「予防歯科」を自費に誘導する目的で利用する歯科医院がある

●「歯根破折」でも諦めない
・「歯根破折」の生存率は、10年で７割！20年で５割！
・大半の歯医者は「歯根破折」を抜歯するので注意！
・「破折」したら放置せず、早めに対応する
・対応できる歯医者は限られている
・メタルコアのある歯は、高リスクなので定期検査で早期発見

●近所の口コミは、鵜呑みにしない
・いつも混んでいる歯医者は、「行列効果」を狙っている場合もある
・治療が「早い」歯医者は、手抜きをしている可能性がある
・「具体的な治療内容」などの口コミ情報は参考になる場合も
・広告が目立つ歯科医院に注意

日本の中高年世代が受けてきた歯科治療は、時限発火装置のようなものだ。

隙間だらけの「銀歯」の下では、虫歯が再発して、奥深くに進行しているかもしれない。差し歯などの土台として使用されている「金属コア」は、楔のように、ゆっくりと時間をかけて「歯根破折」を引き起こすだろう。

だから、中高年世代は、過去の治療について点検を行い、早めに手を打つ必要があるはずだが、急増している「予防歯科」に、こうした視点は見当たらない。

〝虫歯の患者が減ったから、これからは「予防歯科」〟という思考回路だから、本気で患者の歯を残そうという気概が感じられないのだ。

「予防歯科」のカリスマが開いた東京の分院に通い、私は口腔環境を劇的に改善することができたが、これには続きがある。

メンテナンスを受けた時に、前歯の根面（歯肉が下がって露出した根元部分）をカバーしていたレジンが剥がれたので補修してほしいと、担当の歯科衛生士に頼んだ。しばらくすると戻ってきて「院長（カリスマの長男）は、当分様子をみましょうとのことです」と告げた。

根面の象牙質が露出したままでは、虫歯リスクが高いはずだ。それに歯医者が患者を全く診ずに判断するのも疑問だった。そこで、「保存」「接着」を専門とする、元大学講師の歯医者を訪ねて、レントゲンなども撮影した後に診断を聞いた。

「うーん、様子をみる……、ですか。理由が分からないな。レジンでカバーしていた根面を、露出したまま放置していいはずがありません。虫歯のリスクがありますから」

そう話すと、すぐに根面をレジンでカバーしてくれた。

二年間の取材を通して強く感じたのは、転換期を迎えた歯科業界が、もがき、苦しんでいる現実である。本書で紹介した、コンポジット・レジン修復は、これから銀歯に代わって虫歯治療の中心となっていくと思われるが、その保険の診療報酬が欧米と比較すると、格段に低く抑えられている。患者にとっては、治療費の負担が軽い方がいいように思えるかもしれないが、精度の低い「銀歯」が量産された歴史を考えると、妥当な治療費というものを考え直す時期にあると思う。

もう一つ気になったのは、「歯」に対する患者と歯医者の温度差だった。「歯は身体の一部」であるということを忘れ、安易に歯を抜いてしまう歯医者があまりに多い。

弘岡秀明氏は九州歯科大学を卒業後、十年ほど一般的な開業医として働いていたが、臨床医として腕を磨くために、アメリカとスウェーデンに渡り、歯周病治療の世界的な歯科医ヤン・リンデ教授の元で五年間修業したという異色の経歴を持つ。弘岡氏が、いつも誇らしげに口にする言葉がある。

「僕は徹底的に患者の歯を残すことにこだわる。それは〝歯医者〟だからさ」

歯科治療に純粋な情熱を注ぎ、患者と向き合う歯医者は確かに存在している。ただし、経済的な利益を追求する手段に歯科治療を利用し、患者の口腔内を破壊している者もいる。こうしたリアルな実態を知ってもらい、「患者が賢くなること」が、自分の歯を守る唯一の方法だと考えて、本書を記した。

子供の頃の記憶では、父はいつも十秒間ほどしか歯磨きをしなかった。そのツケなのか、五十代後半で上下ともに入れ歯になった。晩年はパーキンソン病と認知症が進み、入院した病院では入れ歯が使えず、味気ない流動食だけになる。その頃から、顔に表情が消えていった。それでも、甘いものを土産に持っていくと、にっこり笑いながら美味しそうに食べてくれた表情を今でも思い出す。

食べることは、生きることの基本だ。そのために必要な「歯」は油断すると、いとも簡単に失われてしまう。当たり前で一番大切なことを、父は身をもって教えてくれた。

最後になるが、取材に協力して下さった、多くの歯科医師、歯科衛生士、歯科技工士、研究者、歯科業界関係者、連載時からサポートしてくれた祐田尚紀氏に深くお礼を申し上げたい。極めてプライベートな内容について教えて下さった患者の方々、連載で強力にバックアップして下さった週刊ポスト編集部の皆さんと鈴木亮介編集長、そして遅筆の私に根気強く付き合い、支えてくれた濱田顕司デスクには、心から感謝の意を捧げたい。

二〇一八年、横浜の事務所にて　岩澤倫彦

岩澤倫彦［いわさわ・みちひこ］

1966年、北海道・札幌生まれ。ジャーナリスト、ドキュメンタリー作家。報道番組ディレクターとして、予防接種による肝炎問題、救急医療、脳死臓器移植などのテーマに携わり、「血液製剤のC型肝炎ウィルス混入」スクープで、新聞協会賞、米・ピーボディ賞。2016年、関西テレビ「ザ・ドキュメント　岐路に立つ胃がん検診」を監督。著書に『薬害C型肝炎　女たちの闘い』『バリウム検査は危ない　1000万人のリスクと600億円利権のカラクリ』などがある。

リサーチ：福寺美樹
編集：濱田顕司

やってはいけない歯科治療

二〇一八年　六月四日　初版第一刷発行
二〇一八年　九月九日　第四刷発行

著者　岩澤倫彦
発行人　飯田昌宏
発行所　株式会社小学館
〒一〇一-八〇〇一　東京都千代田区一ツ橋二ノ三ノ一
電話　編集：〇三-三二三〇-五九六一
販売：〇三-五二八一-三五五五

印刷・製本　中央精版印刷株式会社
本文ＤＴＰ　ためのり企画

Printed in Japan ISBN978-4-09-825330-2